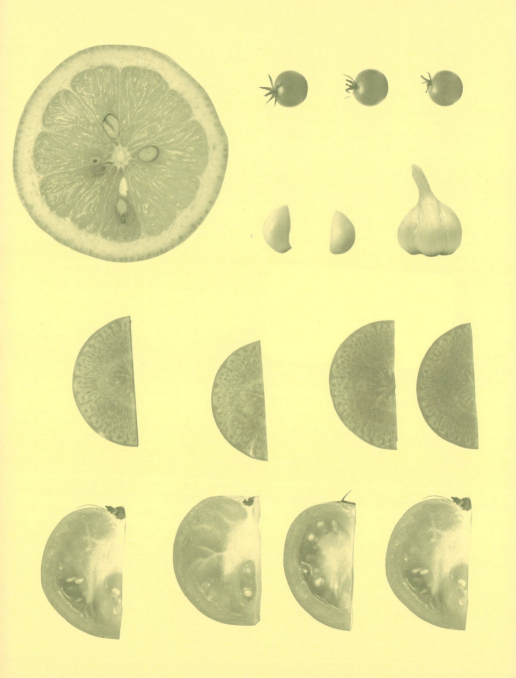

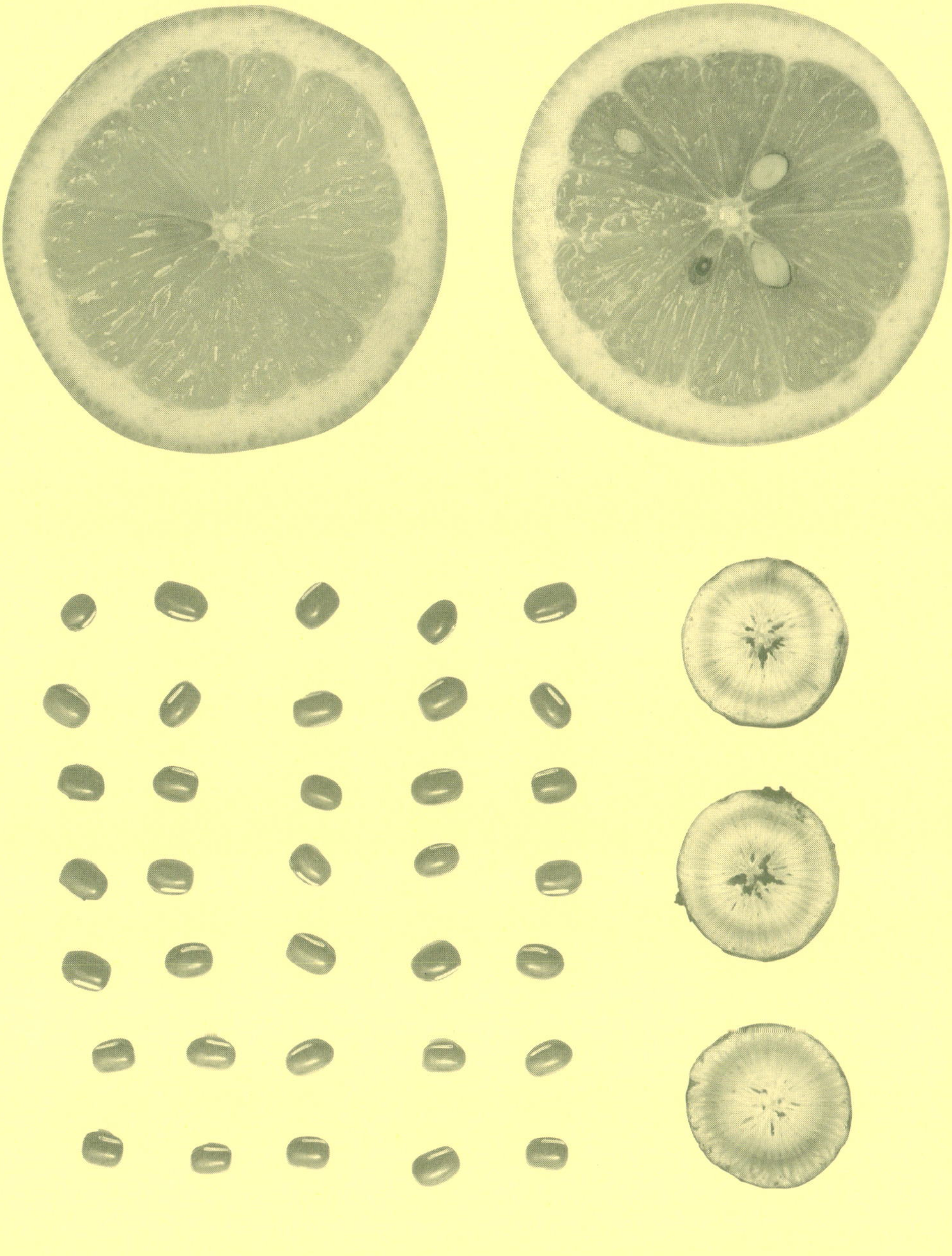

史上最高の私をつくる
EAT GOOD for LIFE
「食」+「ながらトレーニング」

著：アスリートフード研究家
池田清子

はじめに

この本を手にとってくださって、ありがとうございます。池田清子です。私はアスリートのさまざまな目的や目標に合わせた食事である〝アスリートフード〟の研究家として、国内外で活動しています。

〝アスリートフード〟は、トップアスリートやスポーツをする人だけのものではありません。健康でありたい、運動能力を高めたい、美しくなりたいなど、心身と前向きに向き合う、すべての人に役立つ知識だと私は考えています。

爪や髪が伸びるように、肌・歯・血液・内臓・骨など、体の細胞の多くは数日～数年単位で入れ替わっています。なかでも肌は28日周期で代謝が行われているのだとか。しかし、食事や生活習慣の乱れで周期日数が伸びてしまうのです。以前より日焼けや傷口の回復に時間がかかるようになったのなら、代謝が悪くなっているサインかも。でももし、いまがそうでも大丈夫！　食事や生活習慣を改善することで、正常な周期へ戻したり近づけたりすることもできます。

なぜなら細胞は、食べたものからできているから。つまり、今日食べるものが、28日後の肌の材料になっているのです。「どんな肌がいいですか？」「艶と潤いのある肌？」では、なにを食べましょうか。この答えが、私の大事にしているアスリートフードの考えとつながっています。ちなみに何歳から、いつはじめても遅くはありません。

そもそもアスリートの運動レベルは健康とはかけ離れたもの。過酷なトレーニングで体は疲労し、エネルギーが凝縮したジェルやドリンクの摂りすぎは内臓も酷使します。そんな夫を見て、〝食〟でサポートするうえで〝健康的に強くなる〟ことを大切にしたいと思うようになりました。

もともと料理や健康に関して人一倍興味をもっていた私。それまで好きで学んできたマクロビオティックの考えや、オーガニックを衣食住に取り入れる生活など、すべての知識と経験を集結。食事を変えた結果、得るものはたくさんありました。激しいトレーニングの翌日も回復が早い。アレルギーが改善した。風邪をひきにくくなった。見た目にもすっきりした。そして、〝強く〟なったー。強さと健康と美しさは、イコールで結ばれていたのです。

試行錯誤の末、私がたどり着いたのは日本古来の自然に寄りそう食生活です。どんなに科学が進歩しても自然にはかなわない。人間も、自然に生きる生物にすぎないのです。日本には昔から取り入れられてきた知恵がありますね。いわゆるおばあちゃんの知識です。それらが正しいかは100年後に科学で証明されるかもしれませんし、数100年前から続けられていることが科学の発達によって、ようやく証明されつつあるのかもしれません。でも結果はどちらでもいいのです。世の中の常識とされていることで科学が証明しているものは、たったの3割なのだとか。それなら私は素直に、昔の人が日本の四季をのり切るために編み出した方法を大切にしたい。

だからこそ、好き、心地いい、おいしい、楽しい、うれしい。本能で感じる物事を大切にします。本能を研ぎ澄ますには、感じられる健やかな心身であることが大切。さらに、健やかな心身と食生活は切っても切り離せません。

本書では、私が大切にしていること、みなさんにぜひお伝えしたいことを、〝アスリートフード〟という切り口でまとめました。毎日が輝き、楽しいものでありますように。ひとつからでもいいのです。気になるもの、すぐにできそうなことから実践してみてください。ほかの誰でもない、世界でたったひとりの大切なあなたのために。

もくじ

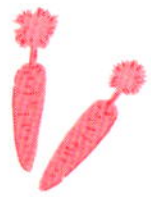

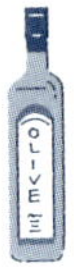

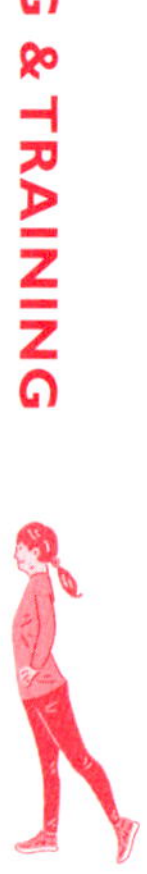

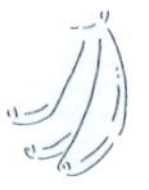

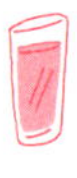

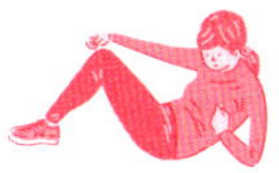

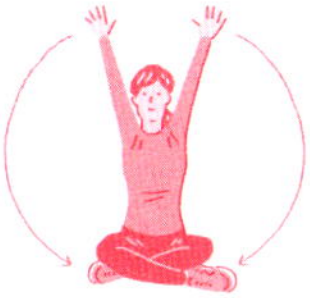

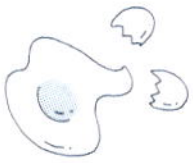

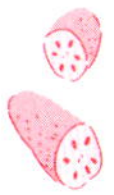

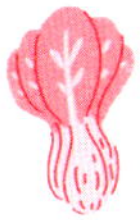

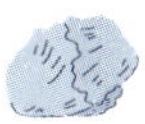

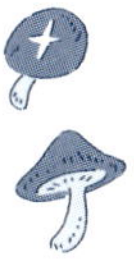

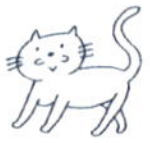

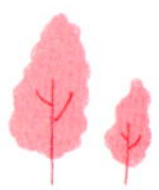

01
EATING

プロのアスリートも体づくりに取り入れる
“アスリートフード”の知識から、
ふだんの生活に活用できるものを集めました。
身近な店で買うことができる
旬のものや昔ながらの調味料を使って、
毎日の食事を楽しみましょう。

01

身近な食材や食べ方で**体を整える**

体が資本のアスリートは、**日々の食事で体をつくる**。

身近な食材や食べ方で体は整えられる。

目的や体の状態に合わせて**食べ方や食材の組み合わせを変える**ことで、疲れをリカバリーし、望んでいる体に近づける。

解説

生きることと食べることは、切っても切り離せません。しかし、「太りたくない」「理想のプロポーションになりたい」と、食べること自体を遠ざけていませんか？　生きるために欠かせないのですから、ポジティブに楽しみたいもの。

では、どんな食事をすればいいのでしょう。私は日々少しずつ体の調子を整えて、

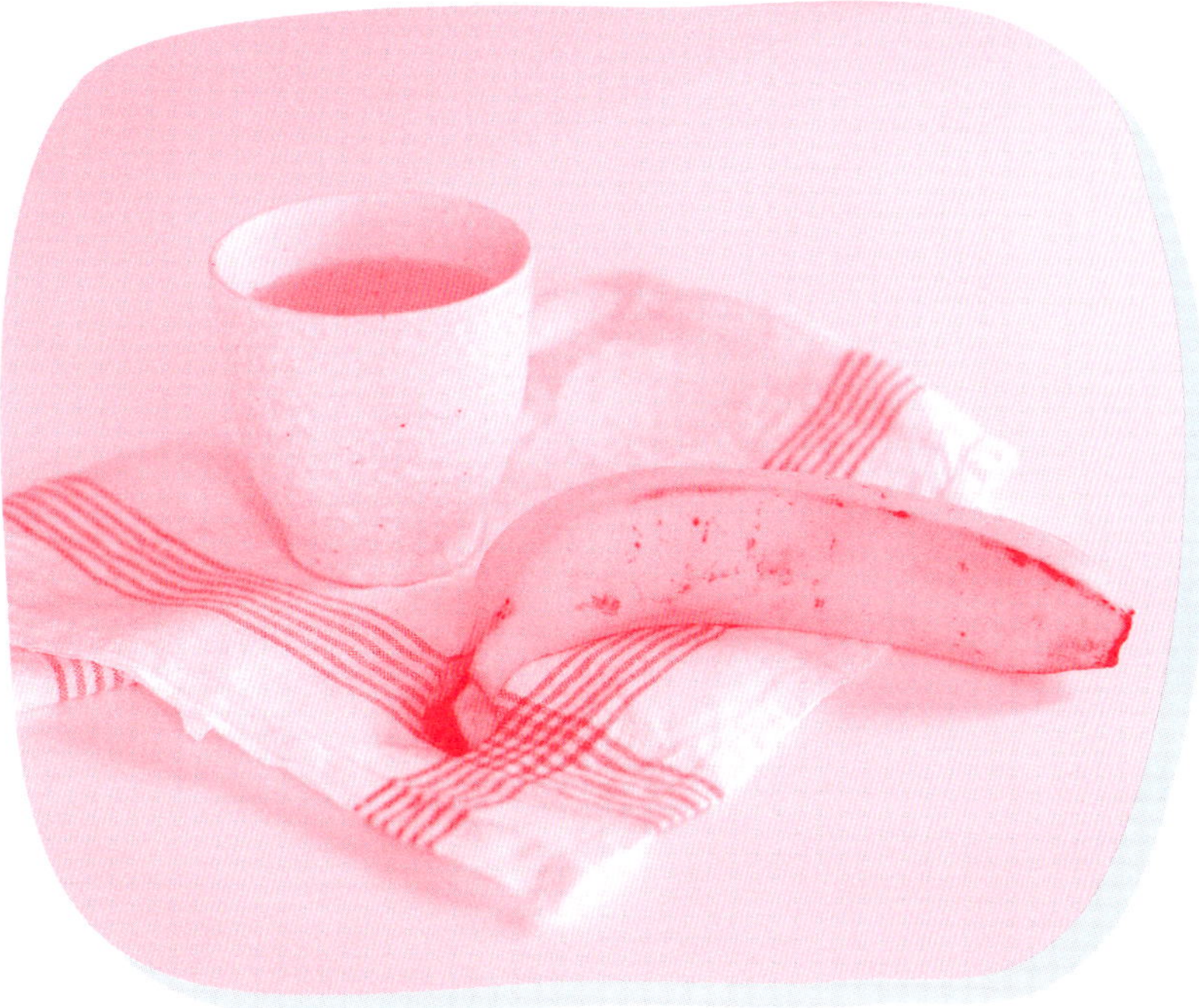

朝食は体を目覚めさせる意味でも食べたほうがよい。比較的、
エネルギーになりやすいバナナと体を温める白湯だけでもOK。

本来の実力を出せるように導くものが、“体にいい食事”だと思います。それはアスリートが自身のパフォーマンスを最大限に引き出すために取り入れている“アスリートフード”とも共通しています。年齢や種目、大会などの目的に合わせて、食べ方や食材の組み合わせを変える食事。これにより、生活やトレーニングで体に溜まった疲れをリカバリー（回復）したり、望んでいる体に近づくことができたりするのです。

難しく聞こえるかもしれませんが、家庭料理の応用。身近にある食材や工夫で、体は整えられるのです。体のことを見つめ直すには、食生活から！

02

主食は栄養価の高い玄米にする

- 一食の摂取エネルギーの約50%を炭水化物、約50%で残りの栄養素を摂る。
- 食べても満足感がないのは栄養素が不足している可能性がある。
- 白米と比べて玄米は血糖値の上昇が緩やか。ビタミン・ミネラル・食物繊維も豊富。

解説

人間の体内では、約60兆個もの細胞が休むことなく生命を維持しています。その活動に欠かせない栄養素は5つ。〝たんぱく質・脂質・炭水化物・ビタミン・ミネラル〟です。これらをバランスよく摂る食事により、満腹感は生まれます。食事で満足できない場合は、なにかが不足しているのかも。では、〝バランスのよい食事〟とは

体をつくる5つの栄養素

1 たんぱく質	●肉 ●魚 ●卵 ●大豆製品など	筋肉・内臓・皮膚などをつくり、美容に欠かせない。一日あたりの摂取量の目安は、活動量に合わせ体重1kgに対して1.2〜2.0g。身近な食品のたんぱく質含有量は、納豆1パック8.3g、たまごMサイズ1個7.2gなど。
2 脂質	●バター ●植物性油 ●肉の脂身など	体を動かすエネルギーになり、神経組織、細胞膜、ホルモンなどをつくるのにも欠かせない。一日の必要なエネルギーの20〜30％を“脂質”で摂るのがよいとされるが、摂りすぎは生活習慣病を招くことも。
3 炭水化物	●米 ●小麦製品 （パン、麺類など） ●イモ類など	消化吸収される“糖質”と、されない“食物繊維”があり、炭水化物から食物繊維を省いたものが糖質となる。糖質は脳や体のエネルギー源。体に吸収されると、脂質より速く活動エネルギーとなる。
4 ビタミン	●緑黄色野菜 ●果物 ●ナッツなど	体の調子を整えるために欠かせない。13種類あり、体内での働き方は種類によってさまざま。必要な量は少ないが、体内でつくることができなかったり、つくられても量が十分ではなかったりするので、食べて摂る。
5 ミネラル	●海藻 ●小魚 ●食塩など	“無機質”ともいい、カルシウム、鉄、ナトリウムなどがある。必要な量は少ないが、体の中ではつくることができず、食べて補う必要がある。歯や骨などをつくったり、体の調子を整えたりする栄養素。

どんなものでしょう。

一般的に、一食の摂取エネルギーにおいて約50％を炭水化物で摂り、約50％で残りの栄養素を摂ることが〝バランスのよい食事〟とされています。日本人になじみ深い炭水化物は米ですが、私のおすすめは精米されていない玄米。白米と比べて血糖値の上昇が緩やかで、ビタミンやミネラルなどの栄養素も含みます。さらに食物繊維も豊富。日本の伝統食を基本に、自然と調和をとる健康的な暮らしを目指すマクロビオティックの世界では、「完全食」とされるほど。ただし表皮も食べるので、農薬不使用のものがよいでしょう。また、白米には消化呼吸がよいという一面も。状況に合わせて選びます。

03

旬の味覚で体の巡りをスムーズにする

- 日本人の体は**四季に合わせて巡る**ようにできている。
- 旬のものを食べることで、**体の巡りはさらにスムーズに**なる。
- 一年中、なんでも手に入る現代でも、**旬のものは手に入りやすい**うえにリーズナブルで**栄養価も高い**。

解説

四季のある日本に生まれた私たちの体は、季節に合わせて巡っています。

春は冬に溜め込んだものを排出するシーズン。体をリセットし、暑い夏を元気に過ごす準備をします。秋は夏の疲れをリカバリーしつつ、免疫力をアップ。寒さや乾燥による体調不良を予防し、冬に備えます。そして、冬は寒さやウイルスに負け

四季で変化する体と旬の食材

春

冬に溜めた老廃物などを排出するとき。しっかりデトックスしないと、溜め込む一方に。えぐみのあるものや食物繊維の豊富な野菜が、体内からリセットしてくれる。昔ながらのワラの灰でアクをとるたけのこの下処理を、季節の行事にしてみては。

旬の食材 たけのこ・山菜類などえぐみのあるもの、レタス・キャベツなどみずみずしい葉物野菜

夏

エネルギーに満ちた時期。一気に火を入れる、中華料理のような調理方法が最適な食材が多い。体をクールダウンしてくれるなす科やウリ科の野菜や果物が豊富。食材そのものに冷やす力があるので、冷蔵庫に入れず常温で食べるのがおすすめ。

旬の食材 なす・トマト・じゃがいもなどなす科の野菜、きゅうり・スイカなどウリ科の野菜

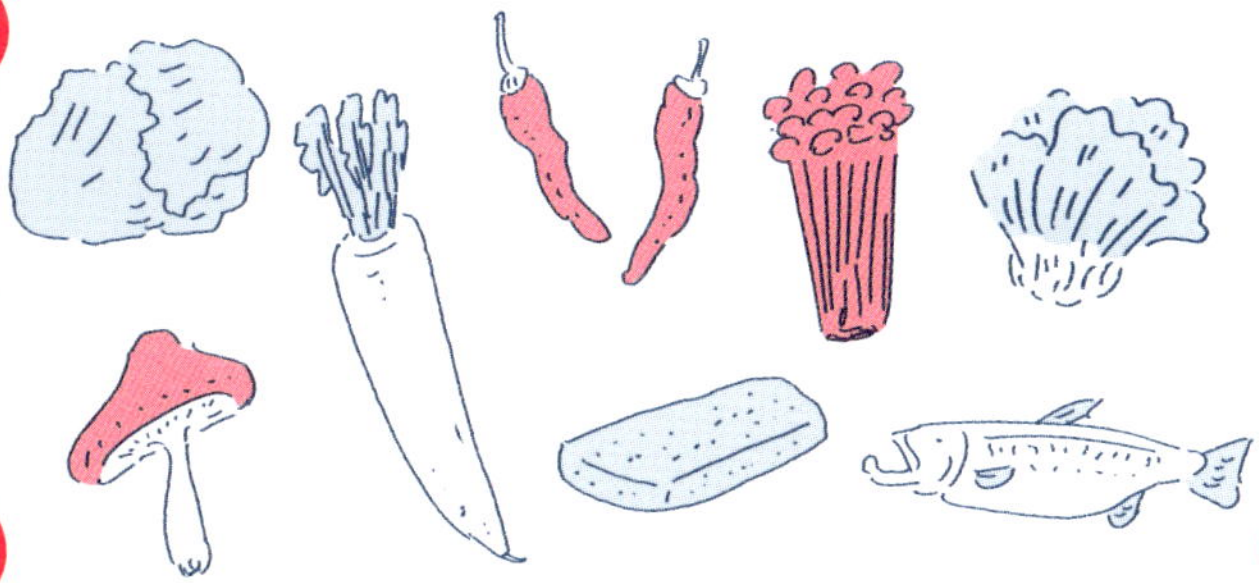

秋

季節の変わり目で体調を崩しやすい一方、免疫力を高める野菜も多い。夏に体を冷やした人は旬のものを食べ、冷えを冬に持ち越さないように。寒さに備え、体脂肪を貯める時期でもあるので、旬のものを食べて増えた1～2kgの体重は気にしないこと。

旬の食材 さつまいも・かぼちゃなど色の濃い野菜、栗、きのこ類、産卵前の鮭

冬

体脂肪や老廃物を溜めやすい。空気が乾燥してウイルスにも負けやすく、寒さで血液の巡りが悪くなり、さらに冷えを招くことも。体を温める野菜が多いので、積極的に食べよう。イベントごとが増える時期でもあるので、食べすぎには注意。

旬の食材 根菜類、春菊・水菜など葉がギザギザしているもの、こんにゃく

ないよう、必要な体脂肪を貯めます。こうした体の巡りは自然の摂理ですが、食事でフォローしたり促したりすることもできます。

その方法は、旬のものを食べること。たくさん採れるので比較的安く、また、その時期に体が必要とする栄養素を高い栄養価で摂ることができます。たとえば春なら、たけのこや山菜類などえぐみのあるものや、みずみずしいレタスなどの葉物野菜を。えぐみのもとであるポリフェノールはデトックスを促し、葉物野菜に含まれる食物繊維やミネラルが、体内を掃除してくれます。

四季に寄りそう食卓って、見た目にも栄養の面でも豊かですよ。

04

無添加・無（減）農薬を選ぶ

食品添加物を含むものは
解毒にエネルギーを取られ
体の巡りが滞る。

無添加や無（減）農薬のものは値が張るけれど
栄養価も高くなる。

地元のものや
昔ながらの製法のものを選ぶ。

解説

食品添加物や農薬を使用したものをさけるべき理由のひとつは、解毒を担う肝臓がそれらを排出しようとし、体内のエネルギーが肝臓に集中。本来、体の巡りのために使われるエネルギーが、後まわしになってしまうから。

無添加や無（減）農薬のものは、そうでないものに比べると数十円～数百円ほど高価です。でもその分、栄養価

買い物時に習慣にしたいこと

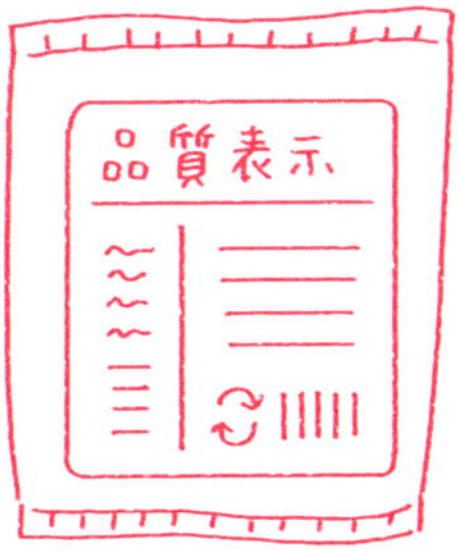

品質表示をチェック

加工品を買うときは、必ず見る。“食品添加物”とひと口にいってもさまざま。よく見られるものに、甘味料・着色料・保存料・糊料（増粘剤・安定剤・ゲル化剤）・酸化防止剤・発色剤・漂白剤・防かび剤などがある。これらは化学物質で、長く食べ続けることで体に蓄積するものも。

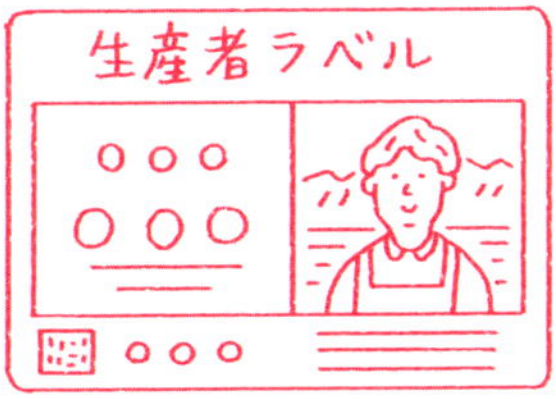

地元（土地）のものを食べる

野菜や果物などが育てられている環境が見えることは、安心感につながる。地元をはじめ、旅先でもその土地で育てられた新鮮なものを選んでみよう。“地産地消”という言葉もあるが、産地の近いものを選ぶことは、輸送中に排出されるCO2の削減や地域の活性化などにもつながる。

も高い！　なぜなら、育てられる（製造）過程で栄養価は決まるから。たとえば野菜なら土の質。農薬や化学肥料不使用の野菜は自分で育つ力が強く、土壌もよいので栄養価がそうでないものに比べておよそ倍にもなります。

とはいえ、神経質になりすぎないことも長続きのコツ。皮をむかない葉物野菜なら無農薬が望ましいけれど、手に入りにくい場合は地元や近い地域で育てられたものや、生産者のわかるものを。調味料なら、昔ながらの製法のもの。お菓子やパンなどの加工品も、化学的な原料が使われていないものや、手づくりを選んでみる。買い物をするときの意識が、少しずつ変わるはずです。

05

魅力的な人の買い物に学ぶ

〝魅力的な人〟の買い物を参考にしてみる。

買い物かごは、自分自身を映す鏡。

旬の野菜や生鮮食品をバランスよく入れているか、チェック。

ジャンクな加工品が多いときは要注意。

解説

理想的なボディライン、髪や肌がつやつや、歩き方が美しい、表情がいきいきしている……。あなたが思い描く〝魅力的な人〟の買い物かごを、機会があれば見てみましょう。思わぬ発見があるかもしれません。

私はこれを、日頃から実践しています。ジロジロ見るのは失礼ですから、すれ違うときなどにチラリ。これを

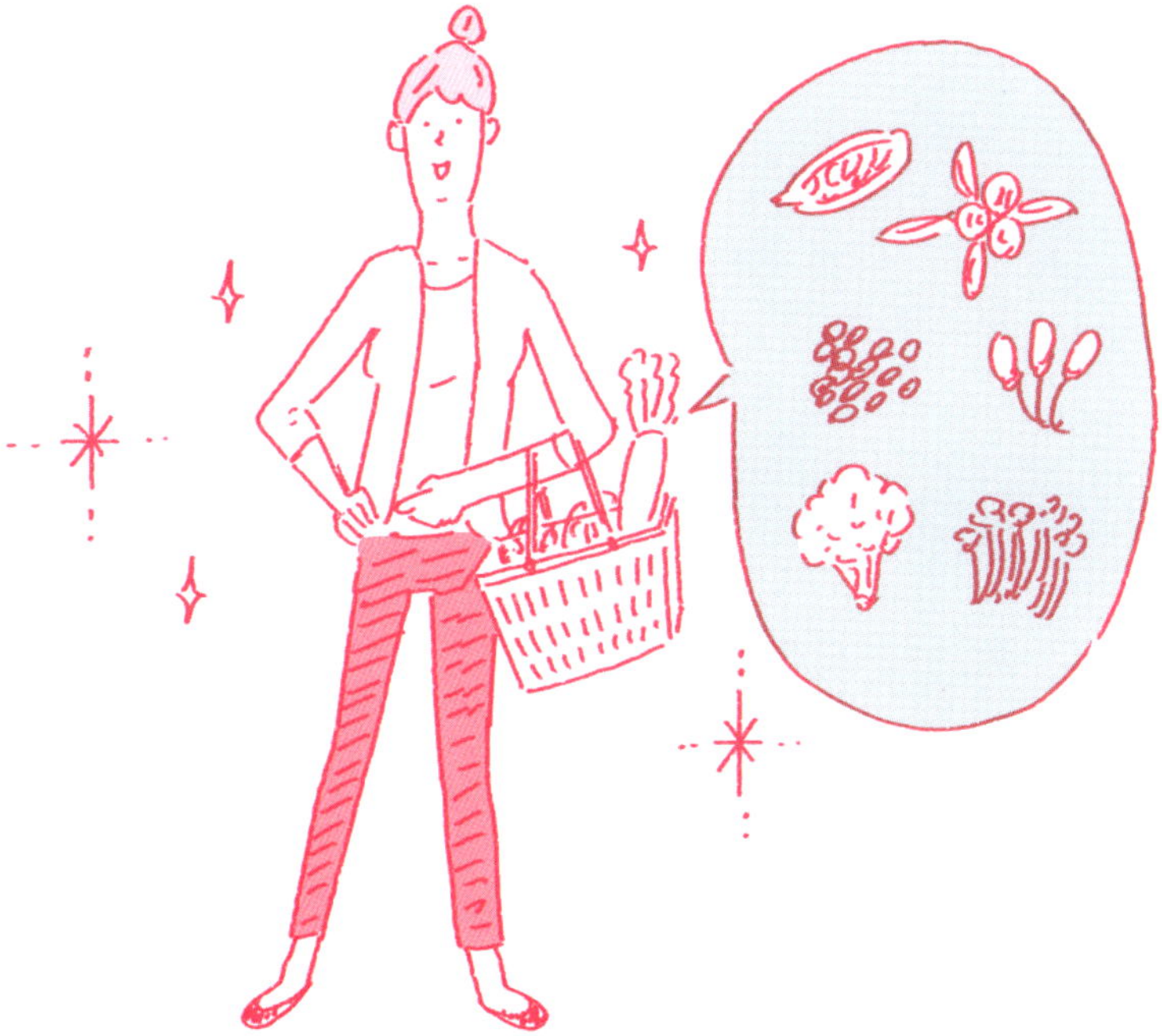

繰り返すことで、「素敵だな」と感じる人は、買い物のときから魅力的になるものを選んでいることがわかってきました。

それはなにも特別なものではなく、旬の野菜や果物、肉、魚など。素材から調理しているということを、買い物かごの中身から感じ取ることができるのです。一方、カップラーメンやお菓子、清涼飲料水など、ジャンクな加工品ばかり手に取っている人は、私の思い描く理想ではありませんでした。

買い物かごは、自分を表す鏡のようなもの。選ぶものには生き方も表れると感じます。あなたの買い物かごも、定期的にチェックしましょう。

06

味噌・納豆・梅干し・豆腐・緑の葉物野菜を常備する

発酵食品は**腸内環境を整え**、代謝や免疫力をアップ。

しっかり消化吸収し、**必要なエネルギーを摂れる体に**なる。

生のまま食べられる食材は**栄養素が壊れず**とくにスポーツ後のリカバリーに活躍。

原料と製法をチェックして選ぶ。

解説

私の体づくりに欠かせない常備食材は、日本古来の発酵食品である〝味噌・納豆・梅干し〟。そして、生のまま食べられる〝豆腐・緑の葉物野菜〟の5つです。

発酵食品は腸内環境を整え、代謝や免疫力をアップ。しっかり消化吸収し、体に必要なエネルギーを摂れる体に導いてくれます。ポイントはきちんと発酵している

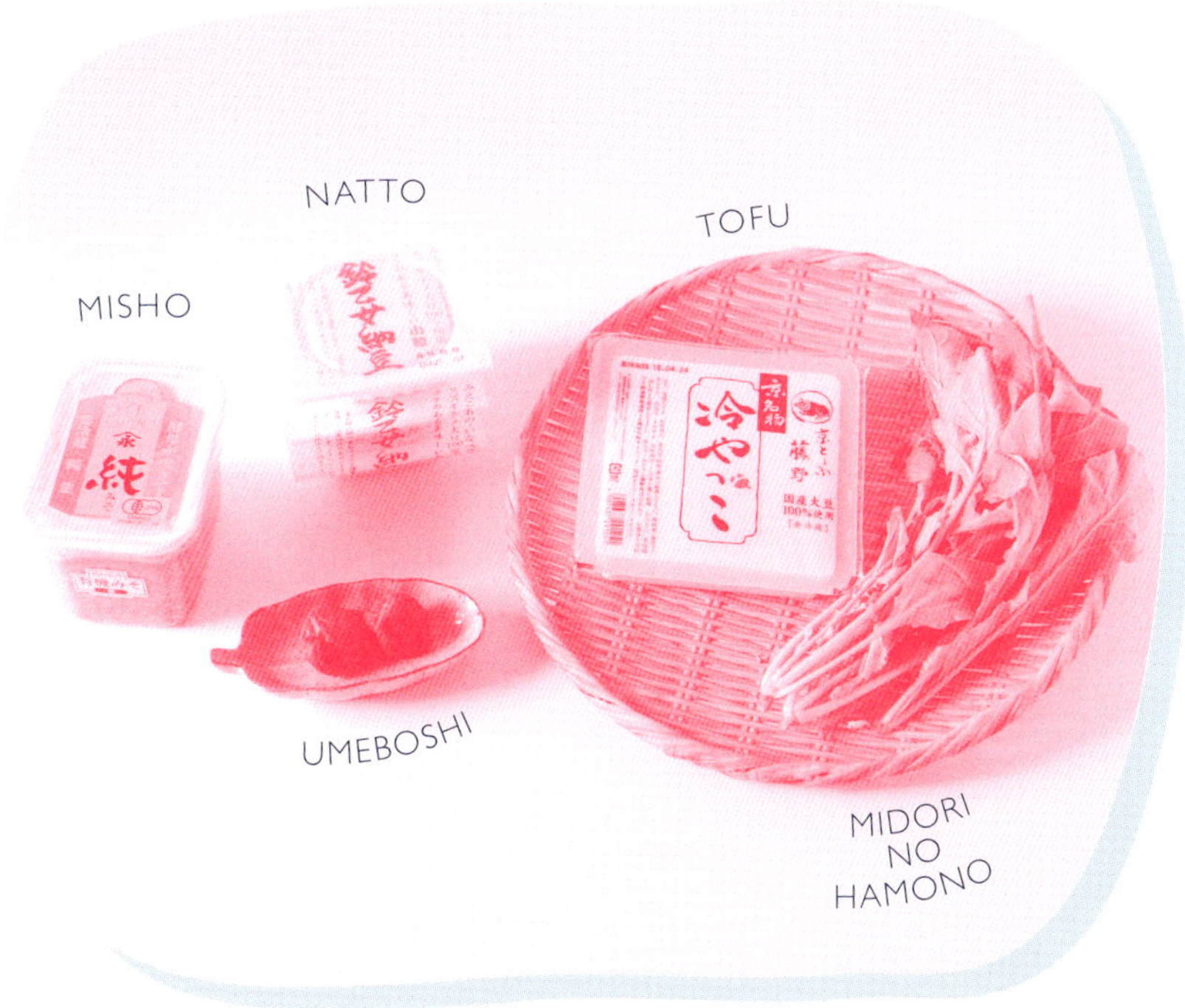
NATTO
TOFU
MISHO
UMEBOSHI
MIDORI
NO
HAMONO

ものを選ぶこと。また、納豆は国産大豆100%と品質表示などに表記があるもの。梅干しなら、国産の梅を塩としそだけで漬けた昔ながらの製法のものを買います。

加熱せずに生のまま食べられる食材は栄養素が壊れず、手間をかけたくないときや、〝スポーツ後のリカバリー(※P70)で活躍します。豆腐は品質表示をチェック。製造過程で出る泡を消す〝消泡剤〟は添加物。加えられているものはさけています。また、緑の葉物野菜は、老化の原因とされる活性酸素を除去する抗酸化作用物質が豊富。なかでも、小松菜・ルッコラ・リラダほうれん草など、サラダで食べられるアクが少ない葉物野菜は便利です。

07

日本の乾物はスーパーフード

- 乾物は、**天日干し**することで**栄養価がアップ**。日持ちしやすくなり、**いいだしが出る**。
- 瓶へ入れ、直射日光の当たらない**見える場所に常備**。
- 組み合わせ次第で一品できる。
- 安価な外国産は、**製法や環境が見えないのでさける**。

解説

天日干しすることで栄養価がアップ。日持ちしやすく、いいだしが出る日本の乾物は、世界に誇れるスーパーフード。私は海外へ行くときも持参します。

常備しているのは海苔・昆布・煮干し・きくらげ・高野豆腐・切り干し大根・干し椎茸・ひじき・豆類など。種類ごとに瓶へ入れ、直射日光の当たらない見える

冷蔵庫に常備すると便利なだしポット

ポットや瓶などの容器(耐熱性ガラスのポットが冷蔵庫にストックしやすい)に、水・干し椎茸・昆布を適量入れ、数時間つけておく。できれば一晩つけておくと、よりしっかりだしが出る。

- 昆布は細切りを選ぶかハサミを入れておくと、だしが出やすく、そのまま料理に使いやすい。
- 短時間で出したいときや、濃く出したい場合は、昆布と干し椎茸を増やすか、湯を注ぐとよい。その場合、水を足せば2〜3回繰り返し使える。
- 冷蔵で4〜5日間保存可能。

DASHI POT

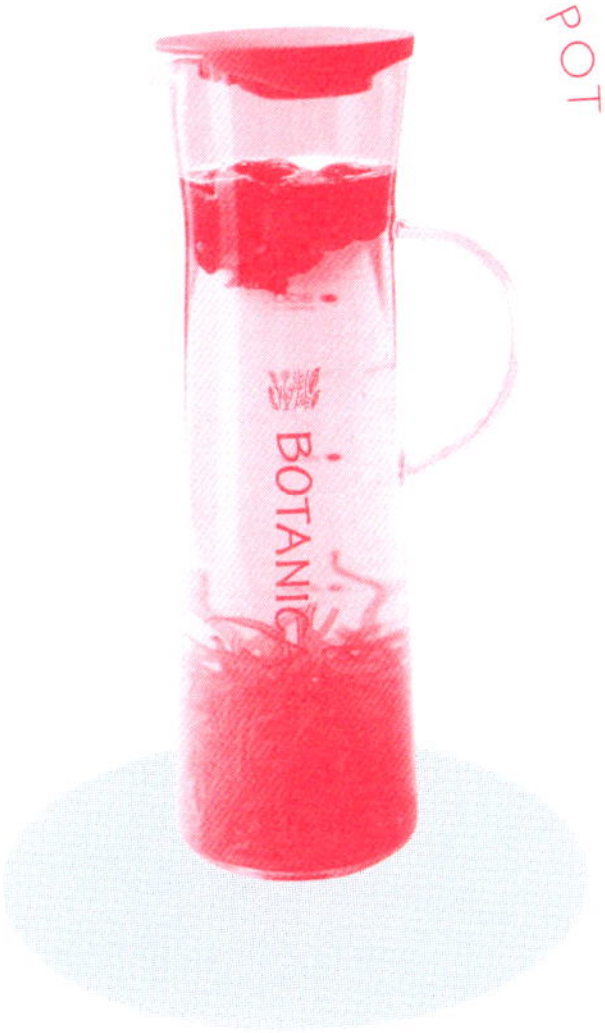

場所へ。使いそびれを防ぎます。どれも水に浸せば使える、簡単便利な食材です。夕飯の買い出しへ行けない日も、乾物の組み合わせ次第で一品できる！　難しく考えず、気軽に使ってほしいなと思います。

　食品の国内自給率が低下している昨今、生産者を応援する意味でも、安心の面でも、私は国産を優先的に選びます。たとえば、干し椎茸は大分県産、きくらげなら熊本県産を使うことが多いですね。また、道の駅で地域の人がつくった乾物をまとめ買いするのも、わが家の習慣。さらに、地域の人から情報をもらうことも。新たな食材や食べ方と出会えるチャンスですよ。

08

老ける原因〝酸化〟を防ぐ

- 〝酸化〟した食べ物は体にストレスをかけ、老化が加速。
- 〝酸化〟は切ったり加熱したりするとはじまる。調理してから時間の経ったものはさけよう。
- 体内に生まれる活性酸素でも、〝酸化〟は進む。
- 抗酸化作用をもつ食べ物で日常的にバランスをとる。

解説

さけるべき食べ物のひとつが、〝酸化〟したもの。体にストレスがかかり、老化が加速します。食べ物の〝酸化〟とは、調理してから時間が経てば経つほど進む、劣化のこと。たとえば、りんごやごぼうなどを切って放置すると、表面が茶色く変色しますね。また、〝酸化〟は火を通すことでもはじまります。切ったりんごにレモン果汁をか

体の酸化を防ぐ食べ物

ポリフェノール を含むもの

ぶどう・紫キャベツ・ブルーベリー・あずきなど。紫色の食べ物は“ポリフェノール”を含む。植物特有の成分で、体が酸化する原因にもなる悪質な活性酸素を除去する抗酸化作用や、抗菌殺菌作用などをもつ。ハリや潤いの維持、しみ・シワの予防、美白など、美肌づくりにも欠かせない。

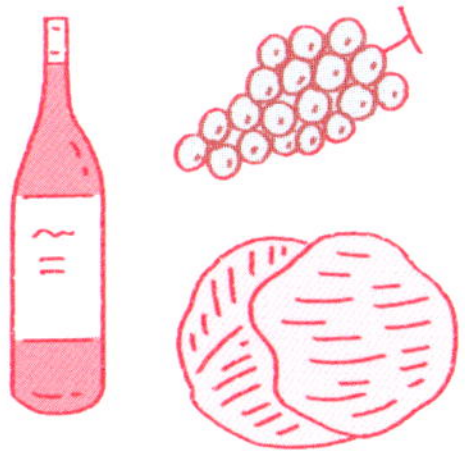

酸 のあるもの

レモン・レモン果汁・ビネガー類など、“酸”のあるもの。つまり酸っぱいものを積極的に取り入れよう。とくにレモンは、抗酸化ビタミンや有機酸を多く含み、肌のターンオーバーなど美容にうれしい果物代表。疲労回復や、抗酸化作用もあり血管を丈夫にするともいわれている。

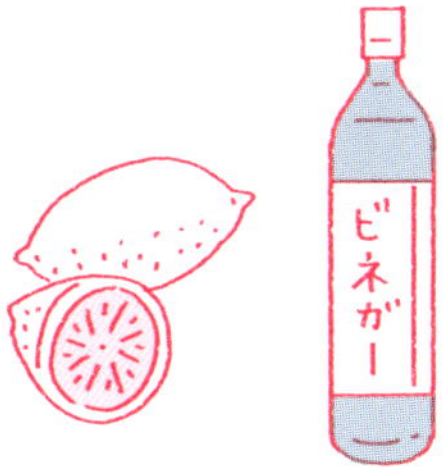

けると変色（酸化）が防げるように、酸のあるものを食べて、体の内側から抗酸化しましょう。

ちなみに、人間の体内に生まれる活性酸素によっても体の“酸化”は進みます。もともと活性酸素には、体内に侵入したウイルスや細菌を退治する大切な役目があります。ところが、必要以上に増えると健康な細胞まで酸化してしまうため、老化の引き金になるのです。激しい運動や強いストレス、喫煙、睡眠不足、紫外線を浴びすぎるなど、日常生活のなかでも活性酸素の増加につながる物事はとても多い！ 抗酸化作用のある食べ物を摂り、上手にバランスをとることが大切です。

09

油といい関係を築く

- 油は**細胞壁やホルモンの材料**。
- **肉・魚・野菜・ナッツ**などにも脂質は含まれる。
- 一番よい油の摂り方は**素材そのものを食べる**こと。
- 植物性の油は、昔ながらの**低温圧搾製法**を選ぶ。
- なるべく**色付きの瓶**のものを選び、**1ヶ月で使い切る**。

解説

油＝太る＝悪、と捉えられがちですが、本来は体に必要なもの。細胞壁をつくったり、ホルモンの材料となったりします。

一番よい油の摂りかたは、素材そのものを食べること。抽出することで少なからず酸化がはじまりますし、魚・野菜・ナッツなどにも脂質は含まれます。新鮮な脂質を取り入れましょう。ちなみに肉の

さまざまな植物性の油

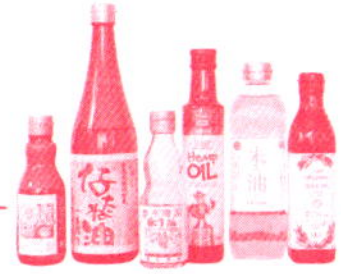

菜種油	料理、お菓子づくりなど、万能。遺伝子組み換えでないものを。無農薬であればベター。
ごま油	色が濃いほど原料のごまを炒る時間が長く、深みが増す。仕上げに少量垂らして香りを楽しむ。
米油	国産を選ぶこと。クセがなく、天ぷらでも炒め物でもOK。火にかけても性質が変わりにくい。
グレープシードオイル	ぶどうの種が原料で、抗酸化成分が含まれている。天ぷらをカラッと揚げるのにむいている。
えごま油	生活習慣病予防やアレルギー改善なども期待できるオメガ3脂肪酸を含む。生でサラダなどにかけて。
ヘンプオイル	熱に弱いので生食に。オメガ3脂肪酸をプラスしたいとき、サラダや冷奴にかける。できればオーガニックのものを。自然食品屋での扱いが多い。
オリーブオイル	肌に潤いがほしいときに。加熱して抽出されるオリーブオイルは炒め物やスープなどに。オリーブの実を低温で抽出するエクストラバージンオリーブオイルは生食で。
ココナッツオイル	“エキストラバージン”や“ロー”と書かれているものを選ぶ。肝臓に運ばれてすぐエネルギーになるので、スポーツの前に摂るのもよい。同じヤシの実が原料でも、パーム油は薬で抽出されているので選ばない。

場合、摂りすぎは便秘や高血圧などの原因に。体の巡りを滞らせます。

植物性油にもさまざまありますが、選び方と使い方がポイント。まず、買うときにチェックするのは抽出方法。ラベルに〝(低温)圧搾〟とあるものは、昔ながらの製法で、熱を加えず時間をかけて搾っています。この表記のないものは薬を使ったり加熱するなどして大量生産されているので、さけるとよいですね。酸化を防ぐため、瓶は茶色や緑など色付きのものを。熱くなるコンロのそばや直射日光はさけて保管し、1ヶ月ほどで使い切ります。また、加熱により栄養素が壊れる油は生食でいただきましょう。

10

和食を選べば
グルテンフリーは難しくない

- **小麦に含まれる**もちもち感の元である**グルテン**は近年、さまざまな**デメリット**が。
- **2週間絶つ**と、感覚が変わるのを自覚できる。
- 小麦粉を使わない**グルテンフリーの加工品**には、添加物を含むものもあるので**原材料を確認**。

解説

小麦製品を摂らない〝グルテンフリー〟というスタイルがあります。グルテンとは、小麦やライ麦など穀物に含まれるたんぱく質で、もちもち感の元になります。

小麦粉は近年、消化不良や湿疹などのアレルギー症状を引き起こす可能性や、血糖値の急上昇、老化を促す糖化の原因、食欲の増幅、中毒性があるなど、さまざまなデメ

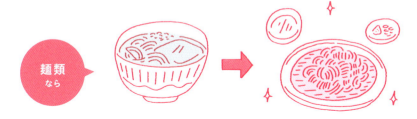

うどんよりも十割蕎麦を選ぶ。

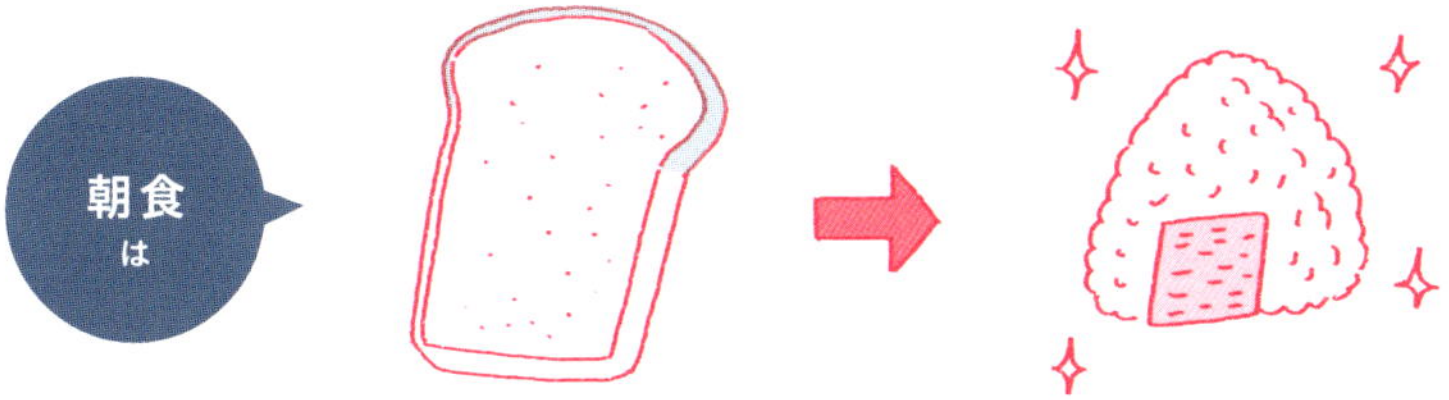

パンが続いているなら意識してごはんに。

リットがあるといわれるように。小麦製品ばかり食べている人、不調の原因が小麦かもしれないと疑われる人は、まず2週間絶ってみて。私は3ヶ月間実践しましたが、自ずと和食中心になり、薄味でも満足できるように。麺類やパンは塩分が多いので、味覚も変わりますよ。また、小麦製品は加工品が多いので、断つことで食品添加物の摂取量が減ったこともよかったことのひとつ。

近頃では小麦粉不使用のパンやパスタなどもありますが、もちもち感を出すために添加物を使用している場合も。かならず原材料を確認する。または米粉など自然由来の原料で代用したものを選びましょう。

11

甘いものを食べたい気持ちは甘えたいサイン

- マクロビオティックの世界ではスイーツを欲しているときは甘えたいタイミング。
- スイーツに含まれる〝糖類〟は食事でも摂れる。
- 攻めのスイーツで、余計なストレスを溜めない。
- 罪悪感なく、「体にいいものを食べている」と胸を張れるものを選ぶ。

解説

スイーツを食べて、ホッとした経験はありませんか？　マクロビオティックの世界では、「甘いものを食べたいのは甘えたい気持ちのサイン」といわれています。食欲が感情に影響されるって、おもしろい考えですよね。だから、スイーツを欲したら、すぐに食べるのではなく、深呼吸をして自分の気持ちを見つめ直し

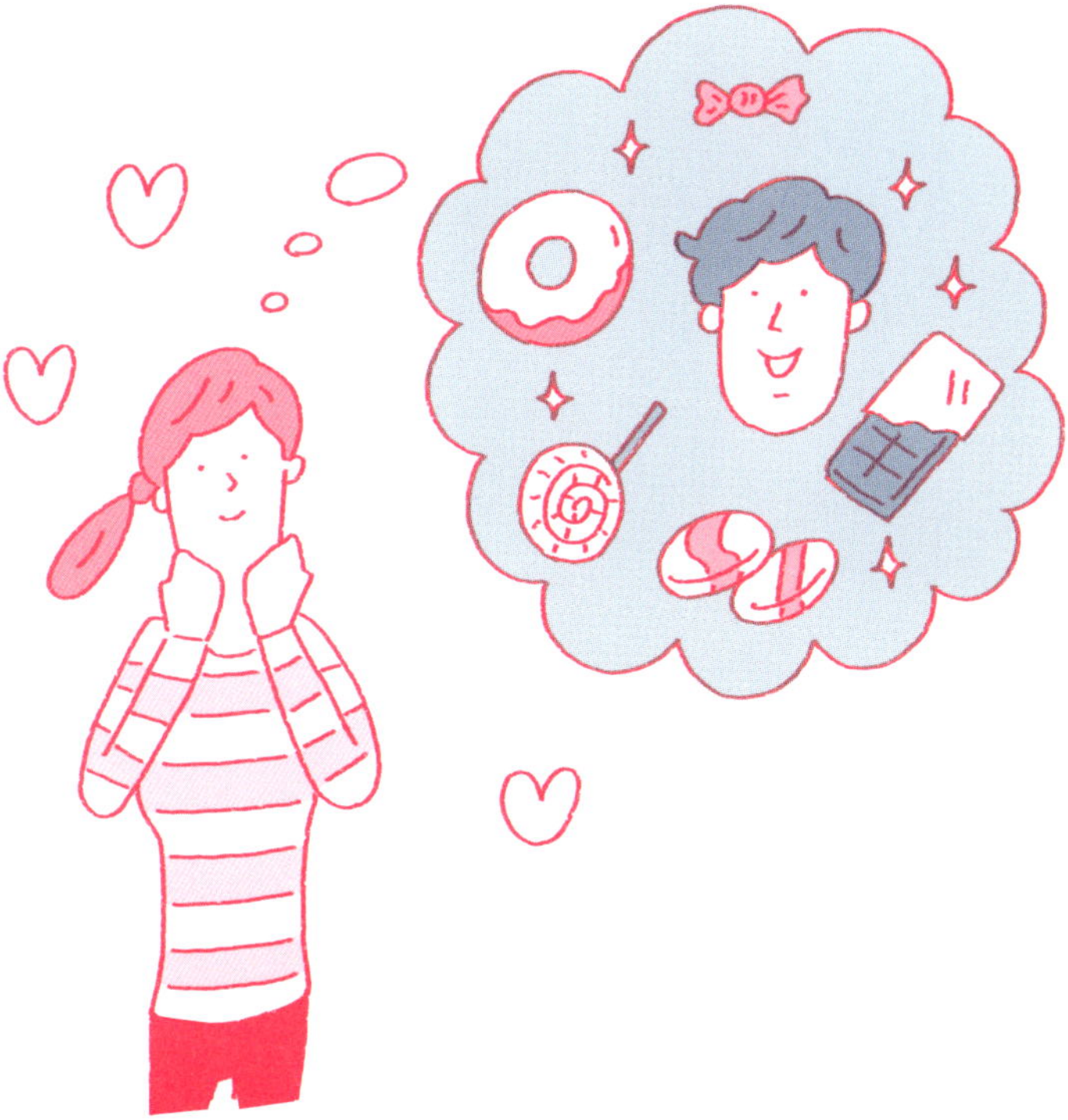

てみます。
そもそもスイーツに含まれる〝糖類〟は〝糖質〟のこと。炭水化物や根菜類にも含まれており、基本的には食事から摂取できます。でも、あえてスイーツで摂ることで心身へのご褒美となり、気持ちがより満たされると思うのです。
疲れた日や生理前など、無性に甘いものを食べたくなることがありますね。そんなとき、私は攻めのスイーツをすすめています。我慢してストレスをためず、食べることでほどよく欲を満たす。そして、罪悪感をもたずに「体にいいものを食べている」と胸を張れるものを選ぶことが秘訣です。
（※選び方はP32へ）

12

使うなら茶色の糖類

- 体内でゆっくり分解する〝多糖類〟はミネラルやビタミンなどを含んだ茶色の糖類。
- スポーツの前後へ取り入れれば、脂肪を燃焼させることもできる。
- 腹持ちがよく、空腹感もセーブしてくれる。

解説

糖類は、単糖類・二糖類・多糖類に分類できます。私が活用するのは、血糖値を急上昇させず、体内でゆっくり分解する多糖類。吸収も穏やかで、スポーツの前後へ取り入れれば、脂肪を燃焼させることもできます。また、腹持ちがよく、空腹感もセーブ。その特徴は、精製されていない、ミネラルやビタミンなどの栄養素を

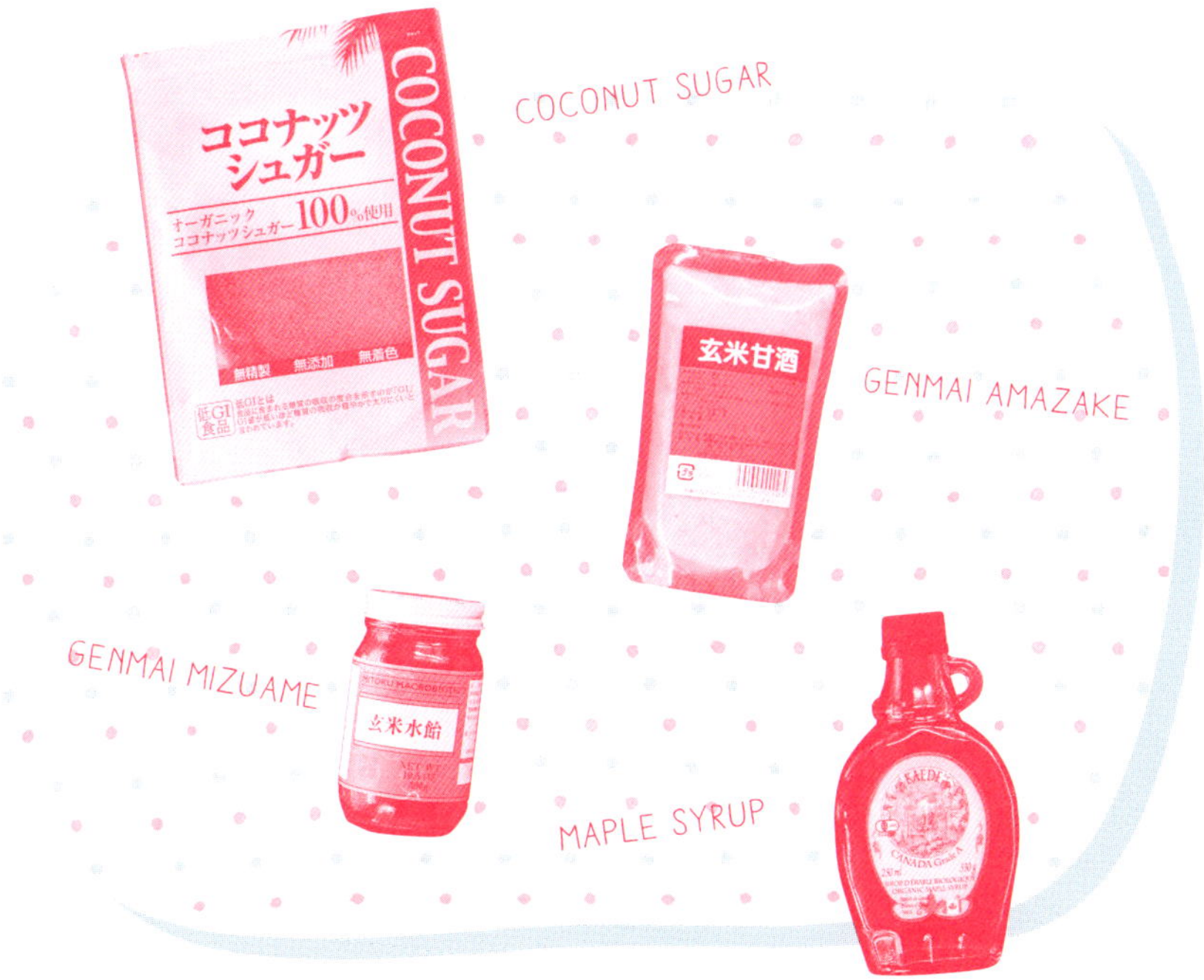

含んだ〝茶色〟です。
　わが家の常連は4種類。血糖値が急上昇しにくいとされる低GI値の糖類〝ココナッツシュガー〟は、代謝を助け、体をつくる必須アミノ酸が豊富です。疲労回復に役立つビタミンB群も含む〝玄米水飴〟は、玄米を大麦麦芽で自然糖化させたもの。楓の樹液からつくられる〝メープルシロップ〟には、ポリフェノールやビタミンB群などがたっぷり。そして、米と麹を発酵させた〝甘酒〟は、必須アミノ酸やビタミン類を多く含みます。私は〝玄米甘酒〟をセレクト。白から茶色に変えるだけで体の負担が減り、いつもの料理にも味の深みが加わりますよ。

13

塩は適量なら体を温める

- 塩分を摂りすぎると、**内臓に負担がかかる。**とくに代謝・解毒・消化を担う腎臓への負担が高まり**体の巡りを妨げてしまう。**
- 塩は体を温めるので、**天然塩・自然塩を適量**摂る。
- **安価な食卓塩**は、化学的につくられた**加工品**。

解説

よく「塩分の摂りすぎは体によくない」と言われますが、その理由は内臓に負担がかかるから。とくに血液をろ過し、塩分を尿として排出する腎臓への負担が高まります。また、塩分の摂りすぎは血中の塩分濃度を高めるため、体液の濃度を一定に保とうと体は水分を溜め込みます。必要以上の水分は血管の壁から漏れ出し、結果的に

塩分の摂りすぎを知らせる体のサイン

喉が乾く

いつもより「飲みたい」という気持ちが頻繁に起こる。実際に飲む量が増える。

目の下に線が入る

むくみの一種。涙袋とは違い、ほおと目の間に筋が入ったら要注意。

肌の色がくすむ

頬の血色が見えにくい。日焼けをしていないのに肌のトーンが沈む。

むくむ

顔が腫れぼったい、足を指で押したり靴下を履いたりすると跡が残るなど。水分を多く取り込もうとして溜め込んだ水分が細胞からあふれると、細胞周辺に溜まってむくみに。

舌に歯型がつく

朝、起きたら鏡で舌を観察。舌の縁に歯型がくっきりついている場合はむくんでいる。

むくみへつながるのです。

一方で、良質な塩を適切な量摂る分には、体を温めるともいわれます。世界保健機関によると、一日の摂取目安は5g。小さじ1杯弱です。少量だからこそ、ぜひ質にこだわりたいもの。

おすすめはミネラル豊富な天然塩や自然塩。地域や製法により風味や粒の大きさなどが違うので、いろいろ試すと楽しいですよ。私は日本近海のものから選び、沖縄の天然塩に落ち着いています。ちなみに安価な食卓塩は、化学的な加工品。塩本来のミネラル成分などの栄養素が抜けているだけでなく、添加物も加えられています。選択肢があるなら、さけたほうがよいでしょう。

14

牛乳は飲めば飲むほど骨が弱くなる!?

- 牛乳にはカルシウムを体外に排出するリンも含み骨を弱くする可能性が。
- カルシウムは小魚か緑の葉物野菜で摂る。
- 多量摂取は上半身の不調につながる。
- アレルギー反応を起こす原因、アレルゲンを含む。

解説

日本人の多くは、「牛乳はカルシウムが豊富で、飲むと骨が丈夫になる」と思っています。しかし、牛乳は牛の赤ちゃんが飲むものであって、人間には必須ではないと私は考えます。

なぜなら、牛乳にはカルシウムを体外に排出するといわれるリンも含まれるため、飲めば飲むほど骨が弱くなるという説もあるからです。また、

牛乳の代わりになる代表的なミルク

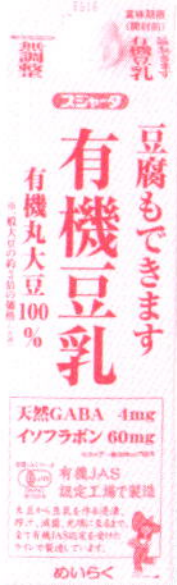

豆乳

大豆が原料。調整タイプは砂糖や米油などが含まれているので、無調整を選ぶ。美肌やPMS軽減が期待できるイソフラボン、血液をきれいにするレシチン、健康維持に欠かせないビタミンB群、免疫力を高めるサポニンなど、たくさんの栄養素が含まれている。

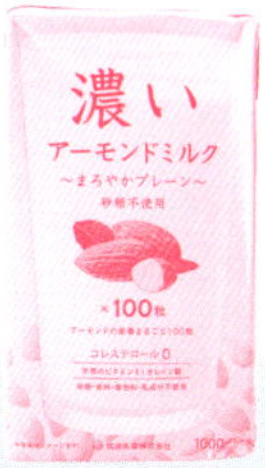

アーモンドミルク

アーモンドを潰して濾したもの。食品添加物や砂糖が使われているものはさけ、アーモンドの含有量が高く、オーガニックのものを選ぶ。コレステロールを含まず、抗酸化作用のあるビタミンEが豊富なので、健康志向な人たちからも注目を集めている。

搾乳量を増やすため、牛へ人工的な成長ホルモン剤が投与されるケースも。カルシウムを摂るなら、小魚や緑の葉物野菜が適しています。

ちなみに乳製品の多量摂取は、乳がん・乳腺炎・喘息・花粉症・鼻炎など、上半身の疾患につながる可能性が。さらに、アレルギーがなくても症状を引き起こす、アレルゲン物質も含まれています。私の夫も検査では牛乳にアレルギー反応は出なかったのに、毎日多量に摂っていた乳製品を半年やめると、花粉症と喘息が改善されました。

親しみがある飲み物の一方で、実はリスクが多い牛乳。コーヒーや紅茶に少量を加えるなど、嗜好品として楽しむ程度にしましょう。

15

小さな不調は体からのSOS

- 日々の小さな不調は体が出すSOS。
- 大人がかかる遅延性食物アレルギーは症状が重篤にならず、見すごされがち。
- 食生活を細かく記録して、自分自身を知ろう。
- 自分のパターンを知れば、不調は防げる。

解説

吹き出物・咳・偏頭痛・口内炎・だるさなど、小さな不調を放っておかないこと。これらは体が出すSOSのサイン。市販薬で抑えこまず、症状を出した体に感謝し、原因を振り返ります。

不調は食事が原因の可能性もあります。たとえば、体質的に受け付けないものを食べて現れる遅延性食物アレルギー。子どもの頃は平

見逃さない！ 体からのSOS

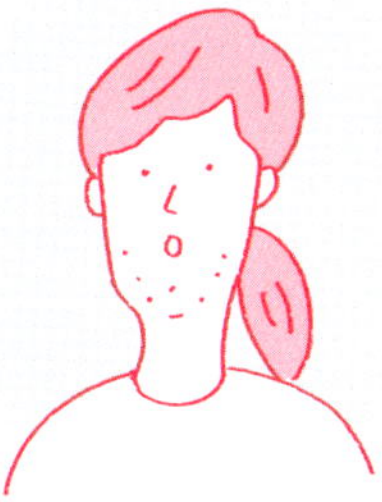

口やあご周りの吹き出物

肌のバランスが崩れてできる思春期のニキビと、大人になってからできるものは別物。大人の肌荒れは、口周りなら甘いものの食べすぎ。あご周りは食生活全般の乱れが影響する。

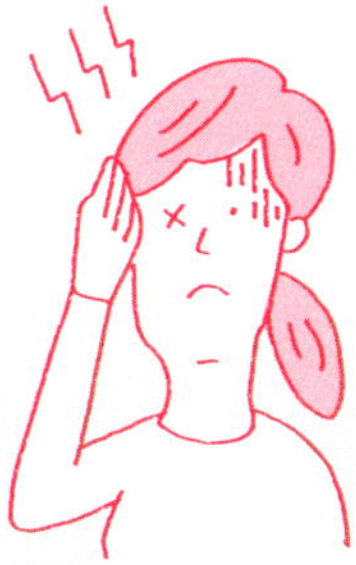

偏頭痛

頭部の血管が拡張することが原因とされる。生理前後はホルモンが急激に変化するので、起こりやすくなるとも。アルコール・白砂糖・植物性油脂を多く含むチョコレートの摂りすぎにも要注意。

咳が出る

咳もデトックスのひとつ。乳製品の摂りすぎは、牛乳に含まれるたんぱく質のカゼインが影響し、アレルギーにつながる場合もある。咳が止まらない場合は食生活も見直す。

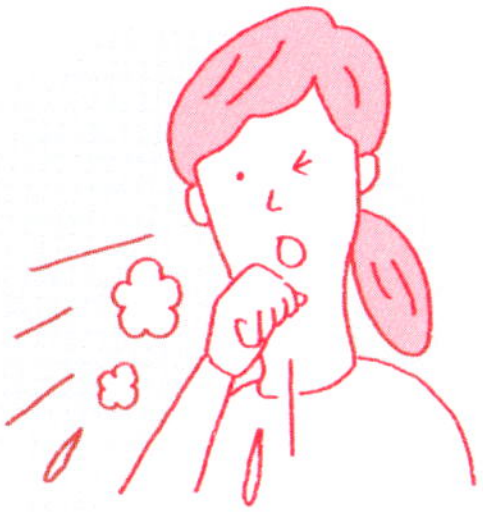

気だった食材が大人になってからアレルギー症状を起こすもので、食べてから数時間〜数日後に症状が現れます。疲れやすさや無気力など、症状はさまざま。重篤になることも少なく、一般的な食物アレルギーと比べて本人すら気がつかない場合も。

解決の一歩は、自分を知ること。おすすめは食事日記です。「ハンバーグ」ではなく、「〇〇(店)の〇〇ハンバーグ」まで記録します。なにをどれだけ摂取したらどうなるのか。パターンを知って不調を防ぎましょう。

また、たまご・牛乳・小麦・大豆・えび・いか・たこなどは、アレルギー誘発物質を含みます。体調が万全ではないならさけると安心。

16

体臭は健康のバロメーター

- 人間は**食べているもの**が体臭に現れる。
- 体の**表面を清潔にしても根本的な解決にはならない**。
- 臭う原因のひとつが、**腸内環境の悪化**。
- 肉中心の偏った食生活はやめ、**野菜を摂る**。

解説

お母さんのおっぱいを飲んでいる赤ちゃんからは、ミルクの匂いがしますね。また、国や地域それぞれのソウルフードによって、独特の匂いがすることも。人間は食べているものが体臭に現れます。

匂いもデトックスの一種ですから、それ自体は悪いことではありません。しかし、体質は別として、いい匂いで

体臭を強くする食生活の例

1

お酒の呑みすぎ

アルコールを分解するときに発する臭いそのものに加え、アルコールにより活性酸素の量が増える。活性酸素は皮脂を酸化させ、臭いの原因に。

2

野菜不足

普段から野菜をあまり食べない人は、体臭がきつくなる傾向に。食物繊維が不足すると便秘気味になり、腸内に悪玉菌が増殖して臭いの強いガスを発する。このガスが腸内から血液に溶け出し、体臭として放出される。

3

肉類や乳製品など脂質の多い食事

体内のコレステロールが上昇し、皮脂腺を刺激。皮脂の分泌量が増え、体臭を強くする。

ないのなら要注意。表面を清潔にしても、根本的な解決にはなりません。

原因のひとつが腸内環境。便秘になりやすい人は、体臭の元となるアンモニアが発生したり、便が長時間滞在することで臭いの原因となったりすることも。老廃物を溜めず、どんどん排出できる、代謝の活発な体づくりを心がけましょう。

腸内環境をよくするには、味噌や納豆などの発酵食品、きのこ、海藻類を食べます。また、肉ばかりなど、偏った食生活をしているのなら見直しましょう。肉を食べる場合も、食物繊維などの栄養素を含んだ野菜と一緒に食べるだけで、ずいぶん改善するはずですよ。

17

理想の見た目に似たもの

マクロビオティックでは、**食材の姿かたち**もいただく。

野菜の場合は**地面がウエスト**。地中に伸びる部分は足。地上に出た葉や実は上半身。

みずみずしい食べ物は若々しい体をつくる。

小松菜にはコラーゲンの主成分が含まれる。

解説

マクロビオティックでは、食べることは食材の姿かたちもいただくこと、と考えます。野菜の場合は地面がウエスト、地中に伸びる部分は足、地上に出た葉や実は上半身です。たとえば、ごぼうのように細く長い根菜を食べると足が細くなる。馬のように駆け抜けられる体になりたいなら馬肉を。パンやクッキーなど

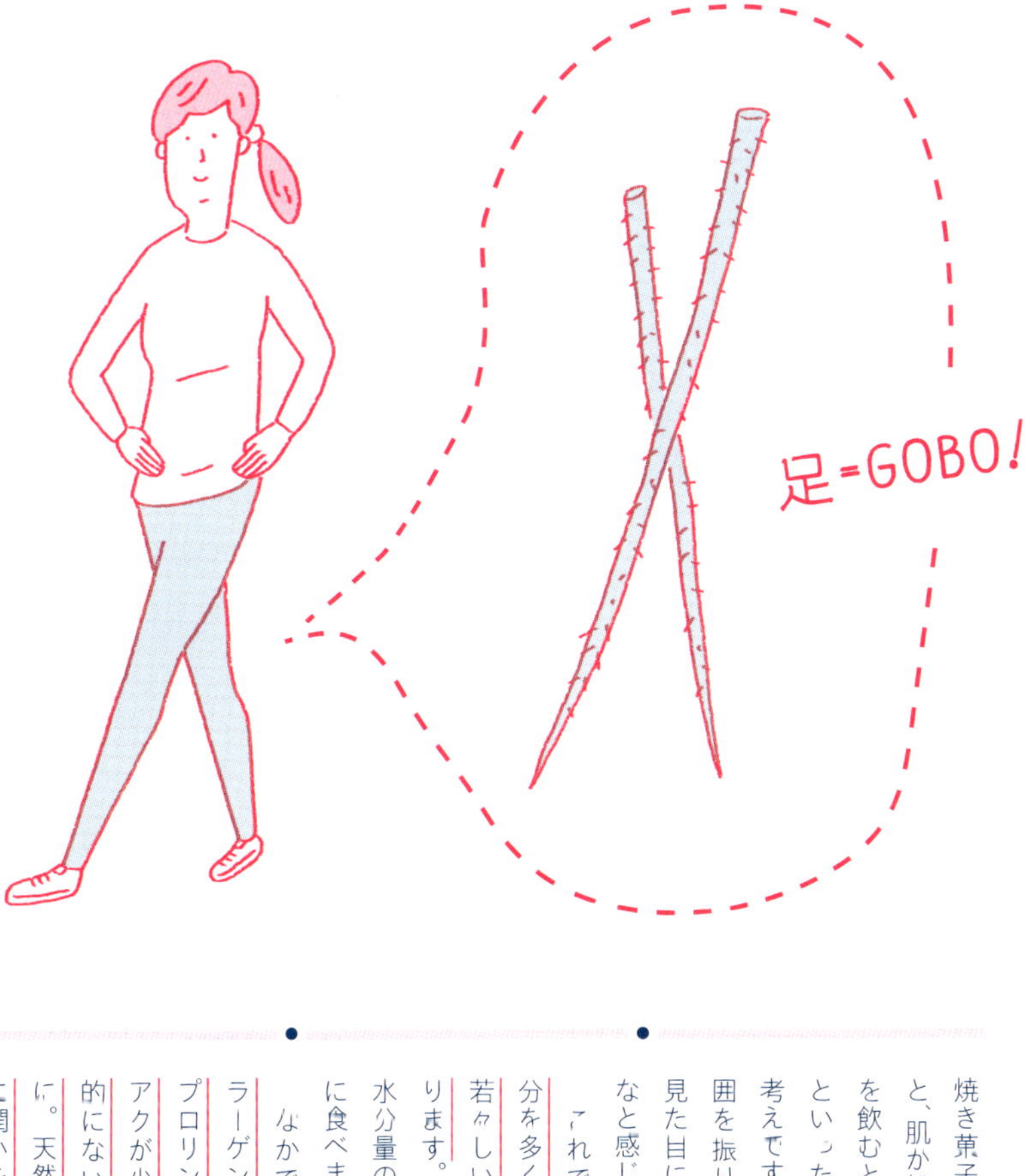

焼き菓子ばかり食べていると、肌が粉をふく。コーヒーを飲むと顔色がくすむ……といった具合。ユニークな考えですが、実際、自分や周囲を振り返ると、食生活は見た目にも反映されているなと感じます。

これでいえば、新鮮で水分を多く含む野菜や果物は、若々しい体づくりにつながります。生の葉物野菜など、水分量の多い食材を積極的に食べましょう。

なかでもおすすめは、コラーゲンの主成分とされるプロリンが含まれる小松菜。アクが少なく、クセも比較的にないので、ぜひサラダに。天然の保湿成分で皮膚に潤いをもたらしてくれますよ。

18

カロリーではなく体の源になるか

低カロリーのものを食べても痩せるわけではない。

カロリーにとらわれると栄養素が摂れない。

栄養素を満たした体は活動的になり
自ずと余計な脂肪が燃え、適正な体型に。

たとえカロリーは高くとも、体の喜ぶ食事を選ぶ。

解説

もし、あなたがよりカロリーの低いものを選ぶ習慣がついているのなら、食べ物への視点を変えてみませんか？　そもそも、カロリーが低いものは高いものと比べてエネルギー量は少ないけれど、低カロリー＝痩せるわけではありません。人間が脂肪1kgを燃やすには、およそ7200キロカロリーが必要です。つまり、1ヶ月で

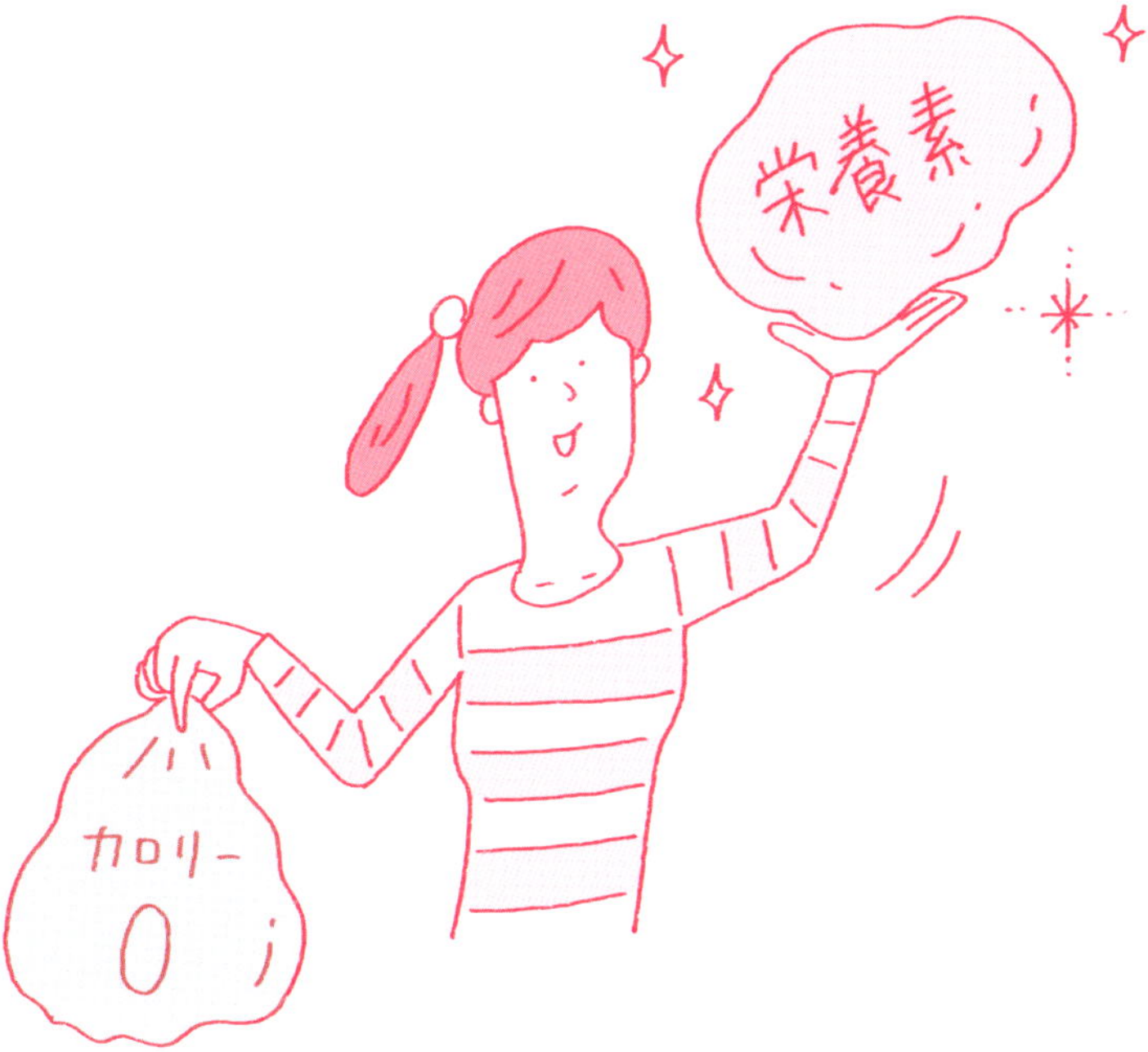

1kg痩せたいなら、毎日約240キロカロリー多く消費すること。でもこれは、あくまでも目安。カロリーにとらわれると、体をきちんと機能させる栄養素が摂れません。

栄養素を満たした体は疲れにくく、エクササイズへもより取り組めるように。活動的な体は自ずと余計な脂肪を燃焼し、適正な体格になっていきます。心身ともに満たされた動ける体は、一生付き合える宝物。体が喜ぶ食べ物はなにか。考えることもトレーニングです。

また、運動後は消費したカロリー分、なにを食べてもOKではありません。カロリーは高くとも、体の喜ぶ栄養素を含むほうを選ぶ、という視点をもってみてください。

19

香りを楽しみながら料理をして食欲セーブ

- **加熱中の香り**を楽しみながら料理をすると空腹で勇んだ**気持ちが落ち着く**。
- 火が通るにつれ、**香りが変わっていく**。
- 香りで**完成のサイン**がつかめる。
- **弱〜中火**でじっくり。**旨味も出やすく**なる。

解説

お腹が空いていると、急いで料理をしがち。私も、勢いづいて食べすぎてしまった経験があります。

料理をするときは、加熱中の香りを楽しみましょう。不思議と、空腹で勇んだ気持ちが落ち着きますよ。

とりわけ野菜のアロマは格別です。たとえば、ごぼうのきんぴら。私はフライパンに油を入れず、ごく少量の

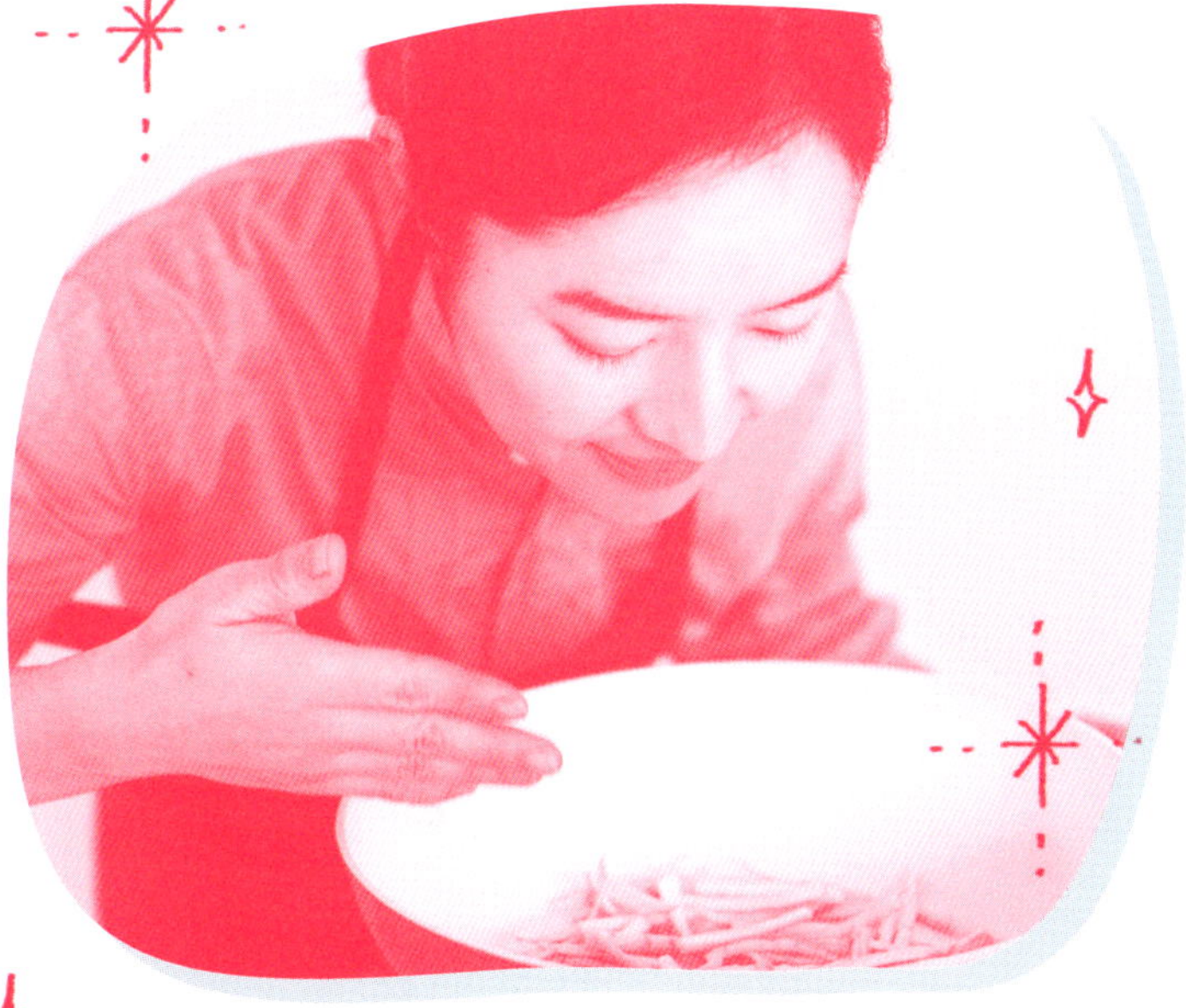

水を加えてスチームしながらつくるのですが、刻々と香りが変わります。フライパンにごぼうを入れ、火をつけてすぐにたつ香りはツンとした独特のもの。それが、火が通るにつれ、だんだん甘みを増していきます。香りと同じく味もぐっと甘く！　何度か繰り返すと、香りで完成のサインがつかめるようになりますよ。

火力は弱～中火が最適です。中華料理のように油を使い強火でシャキッと仕上げたほうがよい調理法もありますが、火力が強いほど食材が硬く、焦げやすくなるのです。アロマを引き出すなら、弱い火でじっくりと。香りだけでなく、旨味も出やすくなります。

20

バランスのよい食卓はオリンピックカラー

- 色のバランス＝栄養のバランス。
- まずはオリンピックカラーの5色を基準に。
- 一食で5色が難しければ一日単位で調整。
- 少しずつ食材のバリエーションを増やし、今日食べたい色を自分に問う練習をしてみる。

解説

よく「バランスのいい食事を」といわれますが、栄養素や量の計算を毎日毎食続けるのは大変！　仕事や付き合いなどで外食が多いなら、なおさら。

そこでまず、オリンピックカラーの5色がテーブルにのっていればよしと考えましょう。色のバランスは栄養のバランスを表します。一食で全部を摂ること

5色の食べ物の例

		食べ物	特徴
1	赤	●トマト ●マグロ ●赤身の肉 ●パプリカ ●唐辛子 ●ビーツなど	赤い食べ物は見た目の通り、血に関する作用をもたらすものが多い。たとえば、細胞の形成を促したり、酸素運搬能力が高まって貧血予防などに役立つ。
2	黄	●にんじん ●かぼちゃ ●とうもろこし ●玉ねぎ ●レモン ●バナナ ●パイナップルなど	抗酸化作用があり、動脈硬化や老眼の予防、肺機能の向上、胃腸のぜんどう運動の促進、便秘解消などによいとされる。また、黄の色素は比較的熱に強い。
3	青	●なす ●ぶどう ●ブルーベリー ●紫キャベツ ●黒豆 ●あずき ●プルーンなど	青は紫に置き換えて食べる。精神を落ち着かせ、癒しを与えるといわれる色。紫の食べ物は抗酸化作用などのあるポリフェノールが豊富。ちなみに、黒豆も紫の食材に含まれる。
4	緑	●小松菜 ●ほうれん草 ●モロヘイヤ ●ブロッコリー ●アスパラガス ●ピーマンなど	葉物野菜を中心に、積極的に摂りたい。その大半が、葉緑体に含まれる光合成色素のクロロフィルを含む。抗酸化作用、疲労回復、消臭殺菌などが期待できる。
5	黒	●玄米 ●ごぼう ●海苔 ●黒ごま ●ひじき ●昆布など	見た目は黒くなくても、時間が経つと切り口が黒く酸化する野菜も含む。糖の吸収を抑えて血糖値を安定させるものが多く、ダイエットを意識している人にもうれしい。

が難しければ、一日単位で調整するところからはじめます。毎日5色が摂れるようになったら、ステップアップ。"赤"がいつもにんじんとトマトなら、パプリカや唐辛子を加えてみる。今日は何色が食べたいかをイメージし、思い浮かんだ色にフォーカスしてみるなど。少しずつ食材のバリエーションを増やしたり、自分に問う練習をしていきます。そうするうち、本能的に体が欲しているものを選びやすくなっていくはずです。

ちなみに、5色以外で"白"もあります。かぶ・白菜・大根など。比較的消化がよく、胃腸が弱っているときにもよいので、状況に応じて取り入れてみてください。

EAT GOOD for LIFE
column
1

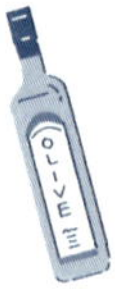

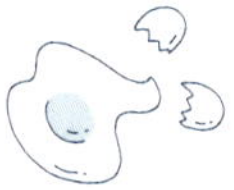

冷蔵庫に体の巡りが現れる

私は普段から、食材をストックしないように心がけています。いつでも買い物に行ける便利な環境だからできることではありますが、とくに生鮮食品は3日程度で使い切ることができる分だけ買うと決めています。

恥ずかしながら、以前の私は使いかけの野菜を冷蔵庫のなかで干からびさせたり、賞味期限の切れた調味料を見て見ぬ振りをしたりしていました。しかし、食と体のつながりを探求するようになり、賞味期限の切れたものや鮮度の悪い食材では体の巡りも悪くなる、と考えるように。巡りのいい体には、巡りのいい冷蔵庫が欠かせない。冷蔵庫のなかは体の巡りの現れなのだ、と思うようになったのです。以来、基本的には野菜を1本、1個から買うようになりました。あまりがちなドレッシングは手作りすることで、賞味期限を気にするストレスからも解放。食材が溜まってきたら、冷蔵庫のお掃除がてら、具材たっぷりのスープをつくるのもよいですよ。

02

EATING & TRAINING

食べたら、動きましょう。
歩いたり走ったりヨガをしたり、
自分のペースで、心地よいと感じることを。
動くと、食べることがもっと楽しみになります。
エネルギー補給はもちろん、栄養素を補い
体を休めて、リカバリーも忘れずに。

21

健康な心と体に**美しさが宿る**

- 〝健康〟とは、ライフスタイルに合わせて**いきいきと動ける心身**であること。
- 自分にしかない美しさは、**何歳からでもアップデート**することができる。
- **理想をイメージ**すると、自然と**行動に変化**が。

解説

ちまたでは、〝健康〟に関する情報が溢れていますが、誰もが手に入れたいのはライフスタイルに合わせていきいきと動ける心身ではないでしょうか。心身ともに健康なとき、その人にしかない美しさがにじみ出ると、私は思います。いわゆる美醜とは違い、瞳や肌の輝き、背筋がしゃんと伸びている、朗らかな声など。自然と放たれ

健康な心身のためのチェックリスト

- □ 揚げ物をよく食べる(P26)
- □ 甘いものを常備している(P30)
- □ むくみやすい(P34)
- □ 毎日牛乳を飲む(P36)
- □ なんとなくやる気が出ない(P38)
- □ 食事のカロリーが気になる(P44)
- □ 毎日、同じものを食べている(P48)
- □ 寝ているはずなのに眠い(P58)
- □ 便秘(下痢)気味(P60)
- □ 風邪をひきやすい(P72)

※チェックした項目は()内のページへ。解決の方法が見つかるはず。

るオンリーワンの美しさを手に入れた状態です。

人はそれぞれ骨格や体質が異なります。だからこそ、たとえば誰かと比べて「あの人と同じ体重になりたい」などと数字だけを追うのは、真の美しさを手にいれたとは言えません。でも、あなたにしかない美しさなら、何歳からでも日々アップデートすることができます。

自分にとって最適な状態を掴むには、どんな姿でありたいかを想像してみましょう。イメージをもつと、自然と行動に変化が起こりますよ。上のリストは〝健康〟な心身を邪魔するファクターです。該当する項目を改善して、今日の自分を昨日よりアップデートしましょう。

22

〝運動・栄養・休養〟で体はつくられる

- 〝運動・栄養・休養〟の3つがお互いに関係しあっている。
- 運動量に合わせて、栄養と休養の量や質も高める。
- 体が資本のアスリートも3つのバランスを大切にしている。

解説

スポーツを楽しむことができる体づくりには、〝運動・栄養・休養〟の3つがお互いに関係しあっています。これらがなるべく丸い円を描く均等な状態で、止まることなくサイクルしていくことで、体は少しずつ強くなっていくのです。

ですから、運動だけ頑張っても疲労が溜まる一方で、栄養ばかり増えても太ってし

健康な心身に欠かせない3つのサイクル

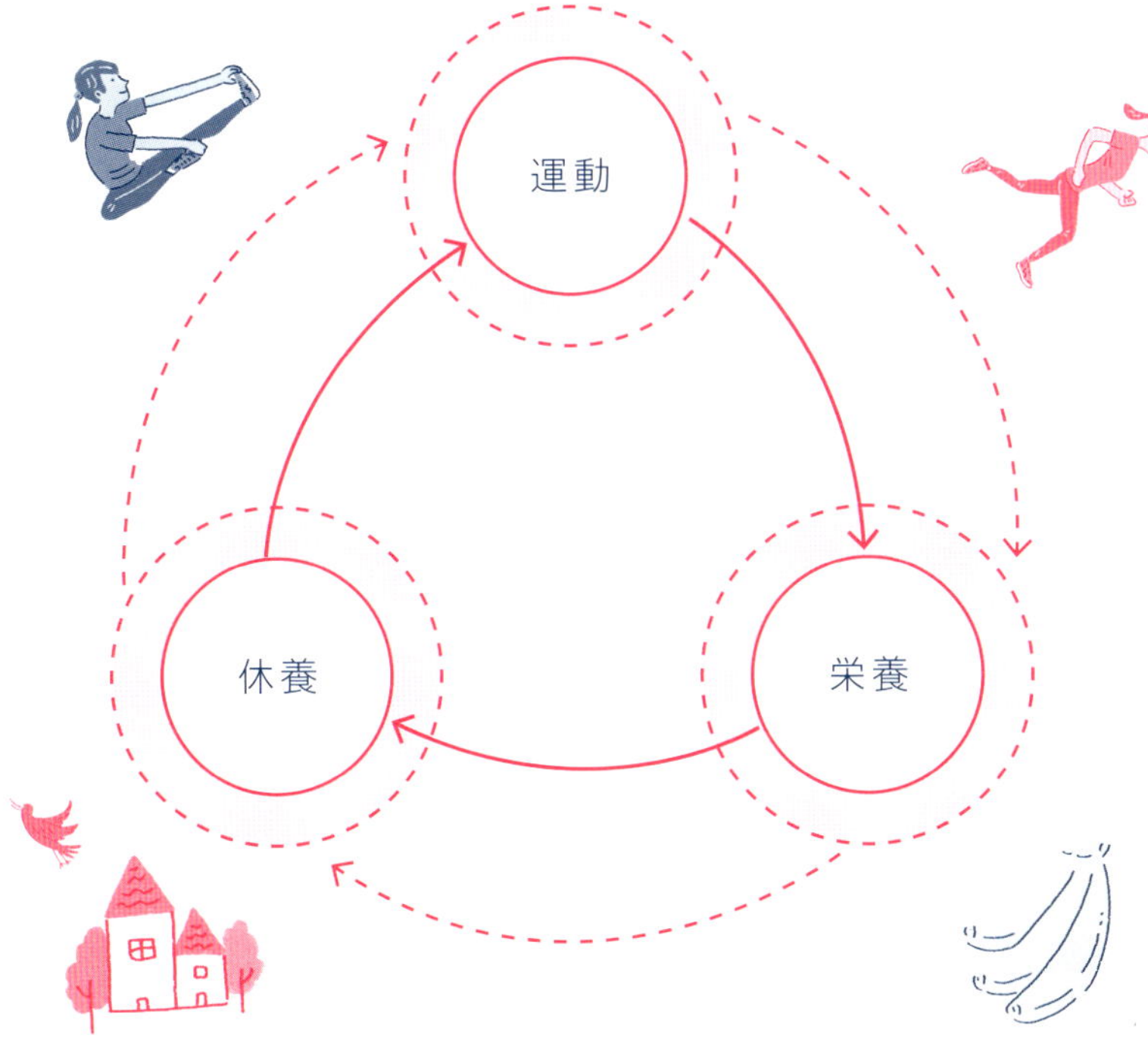

まう。また、運動量を増やすなら、これまでと同じ食事内容ではなく、それに見合った栄養価やボリュームへと見直すことが必要です。そして、しっかり休養をとること。睡眠や体を休める休息日を設けることで、筋肉が補修され、増えた運動量に適した体になっていきます。こうしてだんだんと強くなった体は、運動の強度を高められるように。つまり、より速く走ったり、タフなトレーニングに挑戦したりできるようになるのです。

円は、どこが崩れてもだめ。体が資本のアスリートも、この3つのバランスを考えてトレーニングや食事、睡眠などのメニューを組んでいます。

23

食事は運動量に合わせて調節する

- 一日3食でバランスをとる。
- 運動をする日は前後に分けて1食。
- 運動後の食事は量を増やし、糖質・たんぱく質・クエン酸でリカバリー。
- 運動をしない日は糖質を控えめにする。

解説

食事の基本は一日3食でバランスをとること。朝は体にエンジンをかけ、昼は午後のエネルギーを補給。夜は足りないものを補うなど、調整の食事です。これをベースに、運動量に応じて内容を変えましょう。

左上の写真は、私の〝運動をする日〟と〝運動をしない日〟の食事です。

私は朝にトレーニングやラ

運動をする日としない日の食事例

する日

〈朝食〉

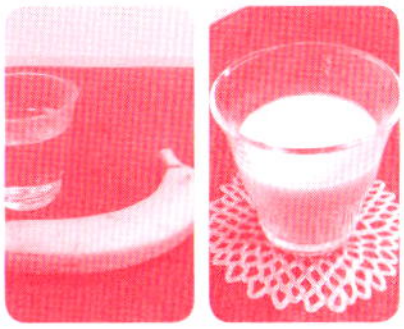

左(運動前):大きめのバナナで糖質を。前夜にお酒を飲んだので、肝臓にもよいとされるチコリのコーヒーと一緒に。右(運動後):必須アミノ酸9種がすべて入った甘酒はリカバリードリンク。

〈昼食〉

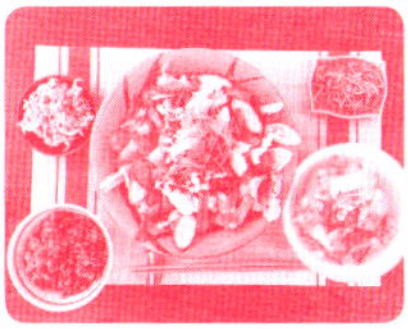

鶏ささみのサラダ、発芽酵素玄米、しらす入り納豆、きんぴらごぼう、カレー風味のスープ。運動後に摂っていなかったリカバリー3大栄養素のクエン酸を、サラダにかけた梅酢とレモン果汁で補給。

〈夕食〉

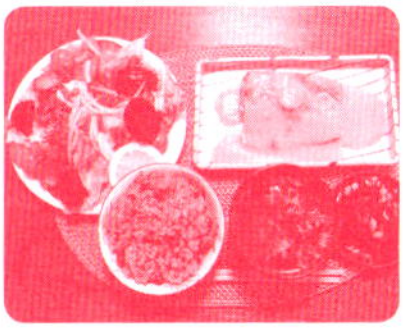

鯖の味噌煮、発芽酵素玄米、ビーツサラダ、味噌汁。豆入りひじき。運動強度が高かったので、夕食にも炭水化物を。歯や骨を丈夫にするミネラル豊富な海藻類も、1日1回は食べる食材。

しない日

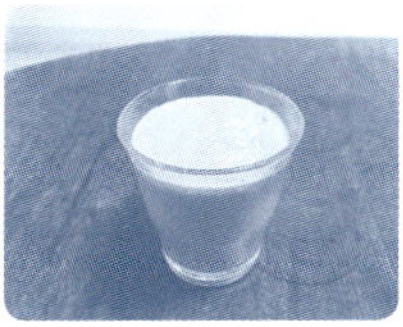

小松菜とバナナに豆乳を加えたスムージー。ごくごく飲むのではなく、噛むようにして味わいながらいただく。食物繊維やたんぱく質なども含むヘンプパウダーを混ぜると、腹持ちアップ。

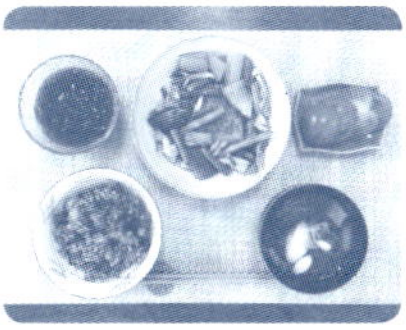

大豆の煮豆を無塩発酵させたインドネシアの伝統食材「テンペ」の炒め物、発芽酵素玄米、もずく酢、トマト、味噌汁。酢の物は疲労回復と味のバリエーションを増やすために食べることが多いメニュー。

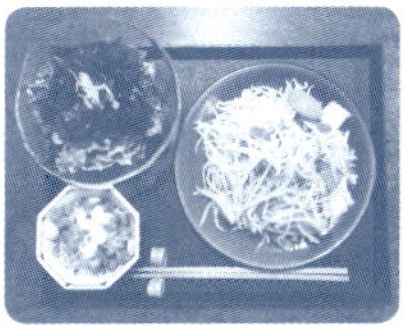

軽度のトレーニングや運動をしない日の夕食は、炭水化物の量を調整。もやしと根菜の炒め物、わかめサラダ、長ねぎ入り納豆。昼食に緑の葉物野菜が取り入れられなかったので夜に。

ンニングを行うので、〝運動をする日〟はトレーニングの前後でエネルギー補給とリカバリーを兼ねた朝食をいただきます。さらに、体を動かした分、昼はボリュームをアップ。リカバリーに欠かせない、糖質・たんぱく質・クエン酸を摂ります。夜はどちらもあまり変わりませんが、昼にしっかり食べるので、軽めにすませることがほとんど。21時か22時にはベッドへ入ることを考え、3時間前の18時台には食べるよう心がけています。

〝運動をしない日〟は、糖質を摂りすぎないこと。ごはんの量を減らす必要はありませんが、おやつを食べない、無糖の飲み物にするなど、意識しています。

24

質のいい睡眠の鍵は午後のカフェインカット

◥ コーヒーで体を目覚めさせている人は、**カフェインが原因**で**睡眠の質が下がっている**可能性が。

◥ まずは**朝早く起きる**ことから。

◥ **午後は体を休息モード**にシフトする時間帯。カフェインを含む飲料や食品はさける。

解説

いきいきとした心身には、質のいい睡眠が欠かせません。体は疲れているのに眠れない。たくさん寝ても疲れている。寝つきが悪い。そんな人は、カフェインが原因で、睡眠の質が下がっているのかもしれません。

ホルモンの正常な分泌や疲れた筋肉を休めるためにも、睡眠のゴールデンタイムである22時から2時は眠るのが

ノンカフェインの飲み物の例

ルイボスティー

南アフリカを原産とする植物が原料。古くから、ヨーロッパ各国でもハーブティーとして親しまれている。美容に役立つとされる抗酸化作用も。

そば茶

「韃靼（だったん）そば」と呼ばれる種類のものが人気。動脈硬化や高血圧などを予防・改善するとされる。

黒豆茶

香ばしい風味が特徴。イソフラボン・アントシアニン・サポニン・ビタミンEなど、栄養素が豊富。美肌も期待できる。

理想。でも、難しい日もありますよね。まずは早起きからはじめましょう。夜更かしの日とは時間の使い方が代わり、夜も早く眠くなるはず。

コーヒーやチョコレートなどのカフェインで脳を興奮させて体を目覚めさせている人は、摂り方を見直してみます。疲労回復や知的作業能力の向上、香りによるリラックス効果などのメリットもあるので、午前中に嗜好品として適量摂るのはあり。ただし目覚めの一杯は、白湯などノンカフェインのものに変え、夜へ向けて心身を休息モードに切り替える午後に摂るのはやめてみます。

ちなみに、カフェインを抜いているディカフェでも、カフェインは少し含まれています。

25

便秘とアレルギー症状があるなら **腸を見直す**

- 腸内環境の改善には、きちんと**発酵した味噌をお湯に溶いた即席スープ**。
- **保存料**は腸内の善玉菌まで殺し、**便秘の原因**に。
- アレルギー改善も腸内から。**抗アレルギー物質を含む食品**を食べる。

解説

しっかり動ける体づくりは、良好な腸内環境から。腸は細胞の新陳代謝や免疫力アップ、消化吸収に直結しています。その状態を知るには、排便をチェックしてみて。毎日するっと出て、水にプカプカ浮くバナナ状が理想的。コロコロ、ベトベト、臭いがきついなどといった場合は、改善が必要です。

ぜひ、納豆や味噌など、日

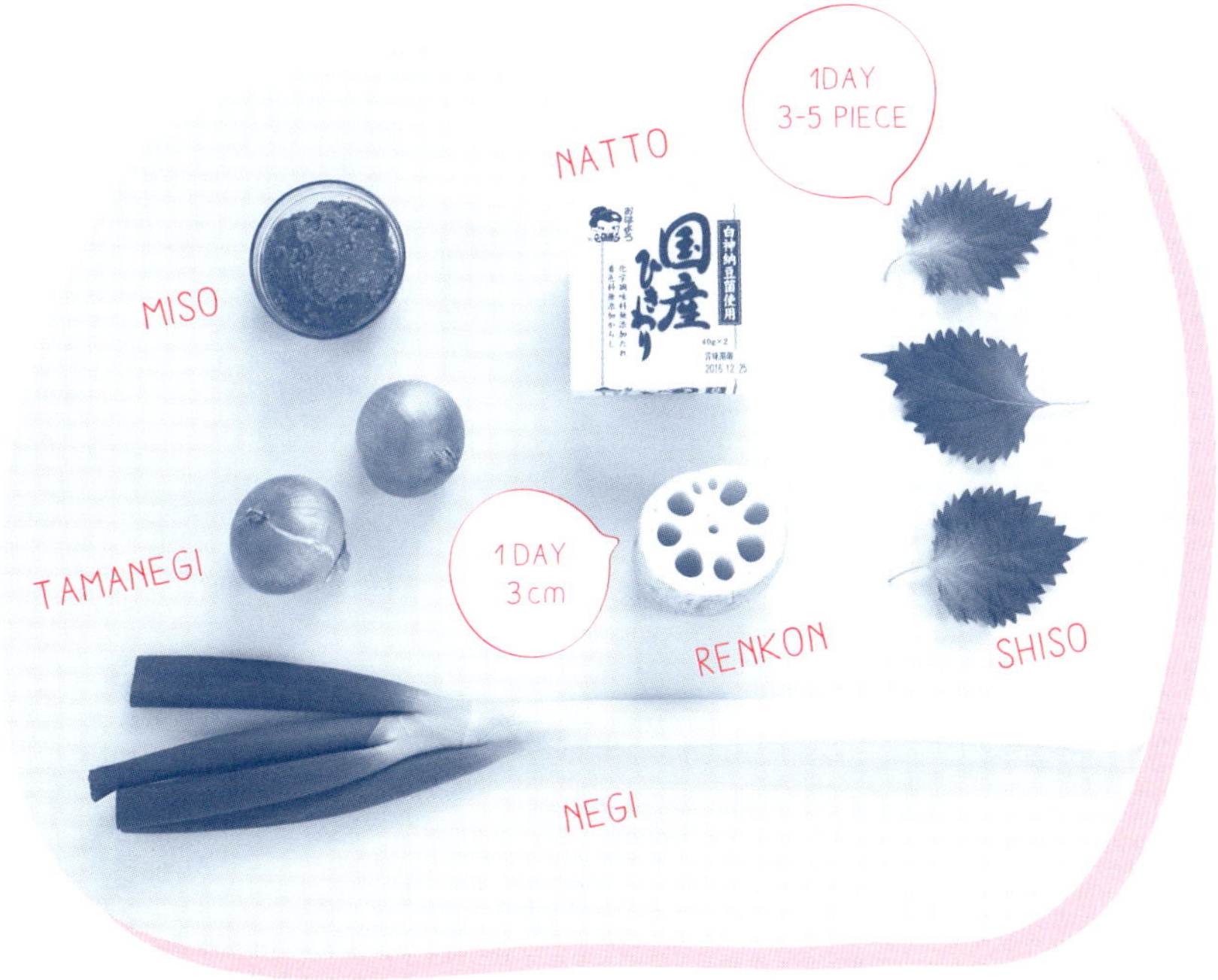

本の発酵食品を積極的にいただきましょう。たとえば、味噌をお湯で溶いて飲むだけでもOK。ポイントは、保存料や添加物不使用の、きちんと発酵した味噌を選ぶこと。ちなみに、レトルトやインスタントの食品はさけましょう。傷みにくくするため添加された保存料が、腸内の善玉菌まで殺し、便秘の原因になるといわれています。

また、花粉症をはじめとするアレルギー症状も、腸内バランスが崩れることが原因のひとつ。アレルギー(誘発)物質を含む乳製品はさけ、しそやれんこん、ねぎ類など、抗アレルギー物質を含む食品を食べます。れんこんなら1日3センチ、しそは3〜5枚で十分です。

26

体を温めて運動効果を高める

- 体が冷えていると**運動効果が出にくい**。
- **冷えを自覚していない**人もいる。
- 解決方法は、外側から温めるか**内側から温める**か。
- **体を冷やす食べ物はさけ**、夏に夏野菜を食べるなら常温で。

解説

スポーツを楽しむのと同時に、冷えない体づくりにも取り組みましょう。

冷えると体の巡りが悪く、運動の成果が出にくくなります。また、手先や足先など体の末端が冷えると貧血になることもあり、安心してスポーツが楽しめません。

さらに、冷えを自覚していない人もいますね。基礎体温が36.5度以下である、便

体を冷やす食べ物の例

1	夏が旬の野菜	●トマト ●きゅうり ●なす ●じゃがいもなど	夏が旬の野菜は体を冷やす。食べるなら、旬である夏に、常温のものを適量いただく。
2	冷たく冷えた飲み物	●ビール ●氷入りのお茶など	一気に飲むとお腹の中から冷えてしまう。氷抜きや常温の飲み物がよい。
3	暑い国や地域でとれるもの	●アボカド ●オクラ ●バナナ ●パイナップルなど	暑い国や地域が原産のもの。反対に、寒い国や地域でとれるものは体を温めるといわれる。
4	精製されているもの	●白砂糖 ●小麦粉など	外皮をとったもの。エネルギー源をすばやく摂りたいときにはむいているが、さけたほうがよい。

秘や下痢をしやすい、寒くて眠れないなどといった場合も、体が冷えているサイン。不妊症などの深刻な問題につながることもあるので、早く解決するに越したことはありません。

解決方法は、〝外側〟から温めるか〝内側〟から温めるか。私の場合、〝外側〟は腹巻やレッグウォーマーを活用しています。お風呂につかる、カイロを下腹部と腰に貼るというのもいいですね。〝内側〟は、体を冷やす食べ物を控えます。ただし夏の場合は、暑さで火照った体をクールダウンする意味でも夏野菜を食べます。常温でもその役割は変わりませんので、冷蔵庫で冷やさずいただきましょう。

27

運動前にはバナナか甘酒

- 消化吸収を考えると、**スポーツをする2〜3時間前**には**固形物の食事を終える。**
- **果物と甘酒は30分前**に摂ってもよい。
- 果物の**果糖**は比較的**腹持ちがいい。**
- **甘酒**は筋肉の源となる**アミノ酸を含む。**

解説

朝起きてすぐに走ったり、仕事や学校が終わった夜にヨガへ行ったり。運動を日常的にしていると、食事のタイミングに迷うことがあります。

一般的に、胃の中がほどよく消化し、エネルギー源となるために必要な時間は2〜3時間といわれています。食べてすぐに走ると横腹が痛くなるのは、内臓が揺さぶ

炊飯器を使った甘酒のレシピ

米と麹があれば家庭の炊飯器で簡単につくることができる、栄養たっぷりのドリンク。朝ごはんや運動の前後、小腹がすいたときにも。

○材料
- 米麹（または玄米麹）…乾燥した状態で500g
- やわらかく炊いたごはん（白米）…450g（3合分）
- 40度のお湯…200ml

○つくり方
①麹にお湯を入れて30分〜1時間置き、生麹の状態に戻しておく。
②炊き上がったやわらかいごはんと①の麹を手早く混ぜ合わせ、炊飯器へ入れる。蓋を開けた状態で約55度に保温しておくと、6〜7時間で甘酒の素が完成。甘酒として飲む際は、お湯か水で2倍に割る。

POINT
瓶などにうつし替え、冷めてから冷蔵庫へ。原液なら2週間ほどもつ。

HOME MADE AMAZAKE

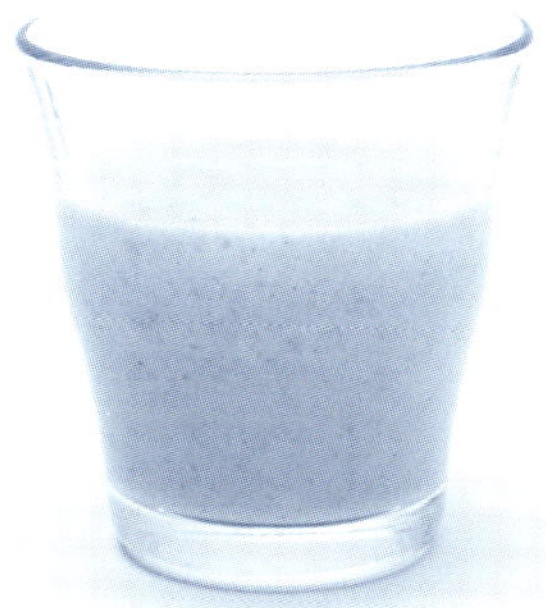

られて消化しきれていない食べ物が胃に負担をかけるから。でも、いつも時間を意識して食べるのは難しいですね。

私のおすすめは、バナナやりんご、みかんなどの果物と、必須アミノ酸9種がすべて含まれている甘酒です。どちらも運動をする30分前に摂れば大丈夫。比較的、消化吸収が早く、良質なエネルギー源となります。果物は、穏やかに吸収される糖分である果糖を含むので、腹持ちもよし。甘酒なら、きちんと発酵している無添加・無加糖タイプを選びましょう。手づくりもいいですね。運動前に摂ることで、持久力アップや筋肉疲労の予防に役立ちます。

28

運動前に糖質を食べると脂肪が燃える

- **有酸素運動**は、**はじめて約20分以降**から体に蓄えた**脂肪が燃えはじめる**。
- **適度な糖質**は脂肪を燃やすきっかけをつくる。
- 軽いスポーツの場合も、**少量食べる**ことで**体を温め**、**バテにくくなる**。

解説

有酸素運動は、スタートして20分以降から体脂肪が燃えはじめます。それには、脂肪がクエン酸に変化しなければなりません。クエン酸に変化するには、脂肪からつくられるアセチルCoA《コエー》とブドウ糖(またはグリコーゲン)が必要です。このとき、体内に糖質が少ないと、エネルギー源として使われる脂肪の量も少なくなります。つまり、

スポーツ前に摂る糖質の目安

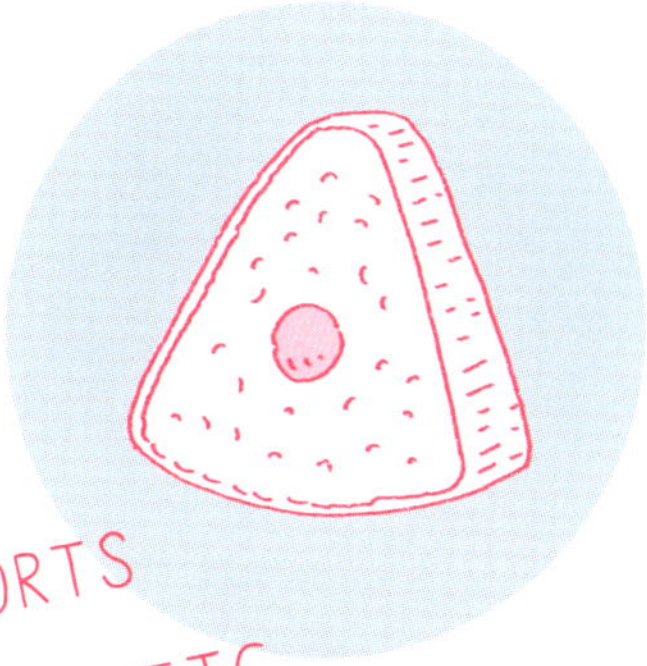

BEFORE SPORTS
ONIGIRI,BANANA,APPLE,ETC....

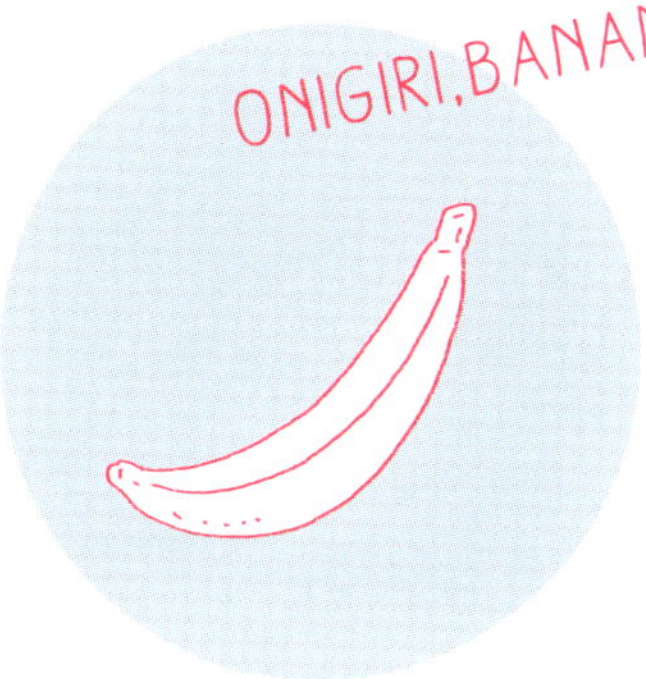

たくさん食べる必要はなく、脂肪を燃やすきっかけとなるのに必要な糖質を摂る。1時間以内の運動なら、100kcal弱。目安として、おにぎり小1個。糖質の吸収を促す海苔を巻き、筋肉の疲れをカバーするクエン酸と汗で失う塩分やミネラルなどを含んだ梅干し入りのものがおすすめ。バナナなら大1本、りんごは1/2〜1個、甘酒の場合はコップ1杯程度でよい。

スポーツをしながら効率的に脂肪を燃やすには、糖質を摂ることが大事なのです。

とくに、30分以上のランニング、運動量の多いヨガやピラティスなどを1時間以上する場合は、動く前に糖質を摂るのは有効的です。食べたほうがバテにくくなり、より心地よく、しっかり動けるというメリットもあります。

軽いランニングやウォーキング、ゆったりとしたヨガの場合も、朝なら体を起こしたり温めたりするという意味では、少量を食べるのはよいこと。消化は体内に熱を起こすので、体温が上がるのです。

動く前に食べる。ぜひ試してみてください。

29

運動に合わせたスポーツドリンクをつくる

- 運動中に水分補給をしないと、脱水症状やドロドロ血などを招く原因に。
- 水の飲みすぎは疲労、頭痛など、重篤な症状につながることも。
- スポーツドリンクは手づくりできる。

解説

汗をかくと体内からナトリウム(塩分)などの電解質が失われるので、きちんと補いましょう。

ときどき、運動中はまったく飲まないという人もいますが、脱水症状やドロドロ血などを招く原因に。一方、飲むという人も、水の飲みすぎに注意してください。必要以上に水を飲みすぎると血液中の塩分濃度が薄くなり、

スポーツドリンクのレシピ

梅エキスは自然食品屋などで扱いがある。ほんのりとした甘さで飲みやすく、汗をかきやすい夏場に飲むと夏バテ予防にも。つくったら、その日中に飲みきる。

○材料
- お湯…100ml
- 梅エキス…ティースプーン1/8杯
- 水…540ml
- レモン…1個（絞る）
- はちみつ（または米飴、玄米水飴）…大さじ1強

※水分量に対して5％

○つくり方

①お湯に梅エキスを加え、よく溶かす。
②ボウルなどに水を入れ、レモンを絞った果汁、はみちつ、①を加え、よく溶かして完成。

POINT
- ・ボトルに入れて時間が経過するとはちみつが下に溜まるので、飲む際にはボトルを軽く振る。
- ・発汗量が多くなる場合は、塩をほんのすこし加える。
- ・梅エキスは梅を何時間も煮詰めて凝縮したもの。クエン酸を豊富に含み、疲労回復に。

HOME MADE SPORTS DRINK

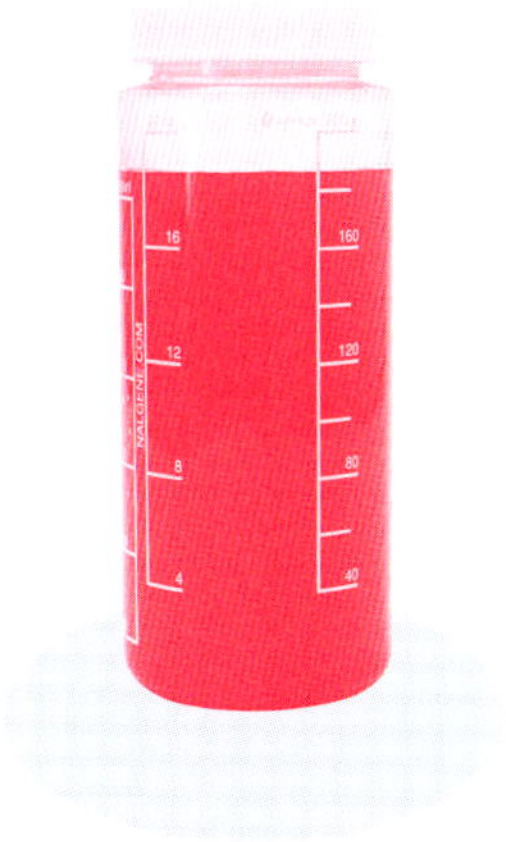

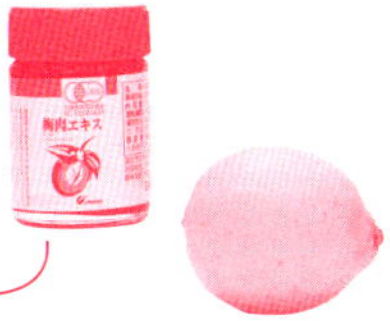

疲労・頭痛など重篤な症状を招くこともあります。また、カフェインを含むお茶は利尿作用があるので、運動中にトイレへ行きたくなる可能性が。

飲むなら、スポーツドリンクがベター。市販品は体液に近いバランスが考えられています。ただ、私は糖分の摂りすぎや添加物などが気になるので、運動量や目的に合わせて手づくりして楽しんでいます。たとえば、短距離など瞬発力が必要な場合は糖質多めにして、エネルギー補給。自転車やバスケットボールなど、汗を長時間かく場合は塩分多め。ランニングなら、季節や距離、喉の乾きに応じて調整します。

30

運動後、30分以内に食べると疲れが残りにくい

- 運動後は**効率よく栄養を吸収する**チャンス。
- **30分以内に糖質・たんぱく質・クエン酸**を摂ると体の疲れを引きずらず、エネルギー補給ができる。
- 手軽に摂れる**海苔を巻いた梅干しおにぎりとゆでたまご**がおすすめ。
- 30分以内が無理なら、**その日中にリカバリー**する。

解説

「運動直後は太るから食べない」という人がいます。吸収しやすいから太るのではなく、体の修復や回復に必要なものを吸収しやすい状態にあると考えましょう。

鍵は、運動後30分以内。体の疲れを引きずらず、エネルギー補給をするという意味で、この時間に糖質・たんぱく質・クエン酸という3つの栄養素を摂ります。

リカバリー丼のレシピ

糖質・たんぱく質・クエン酸のリカバリー3大栄養素にビタミン・ミネラルをプラス。具材の量はお好みでOK。そのとき冷蔵庫にあるものをのせても。

〇材料例

糖質 ●ごはん…150g（ごはん茶碗に軽く1杯）〜運動量によりお好みで

たんぱく質 ●納豆 ●豆腐 ●テンペ（焼く）●刺身 ●ゆでたまご ●ツナ ※いずれか1〜2種類

クエン酸 ●梅干し ●梅酢 ●レモン果汁

ビタミン&ミネラル ●野菜（緑の葉物野菜・トマト・きゅうり・アボカド・ブロッコリースプラウトなど）●海藻類（海苔・わかめなど）

プラスα ●キムチ（発酵食品）●白ごま（スーパーフードのトッピング）●亜麻仁油（良質な油）など

〇つくり方

丼にごはん、海苔、お好みの具材の順にのせていく。仕上げに梅酢や醤油、亜麻仁油などのオイルを少量かけ、白ごまなどをトッピングする。

POINT

・強度の高い運動をした後は、より多くの糖質が摂取できる酢飯がおすすめ。

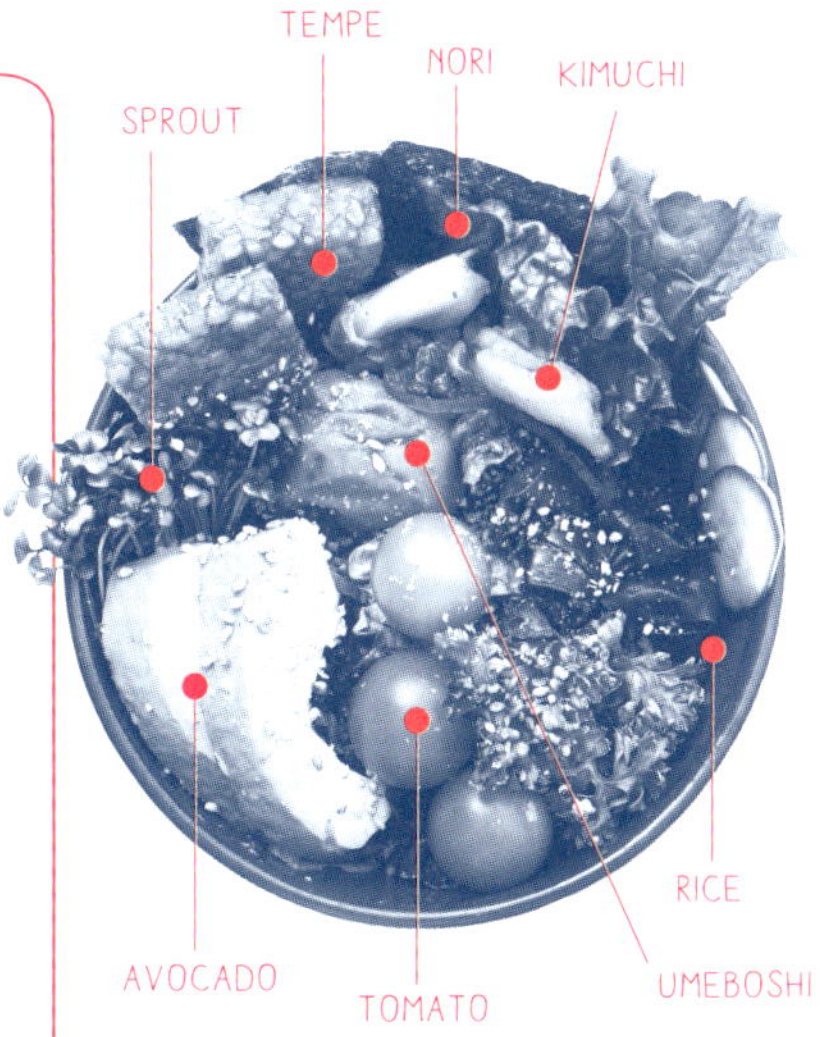

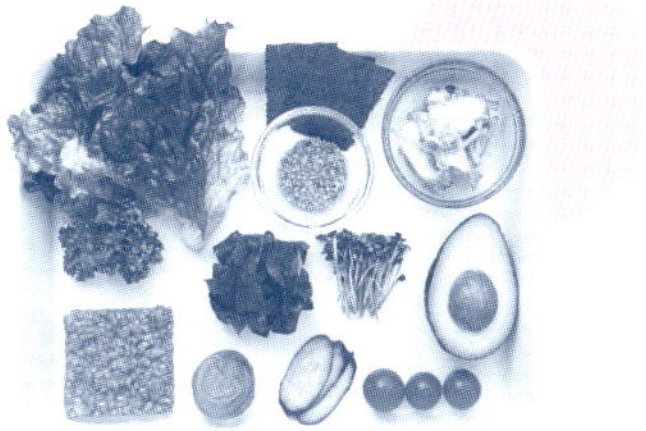

私のおすすめは、海苔を巻いた梅干し入りのおにぎりとゆでたまごの組み合わせ。出先でも補いやすいですね。自宅ですぐ食べるなら、海苔と梅干し入りのたまごかけごはんでも〇K。梅干し入りおにぎりで糖質とクエン酸を、たまごでたんぱく質を摂ります。海苔を巻くことで糖質を効率よくエネルギーに変え、骨や歯などを丈夫にするミネラルも摂れるので、ぜひ一緒に。

30分は、案外あっという間。状況によって時間内にしっかり摂れない場合は、その日の夜までの食事でリカバリーを意識してみてください。翌日に疲れが残りにくい、筋肉痛が軽いなど、きっと実感できるはずですよ。

31

色の濃い野菜を丸ごと食べて風邪知らず

- 激しいスポーツが重なると**体が疲労回復に集中**し、**免疫力が低下**する。
- 緑黄色野菜など、**色の濃い野菜**がおすすめ。小松菜は生のままサラダで食べる。
- **野菜は皮に豊富な栄養素が**ある場合も。

解説

フルマラソンなどの激しいスポーツをすると、体の細胞が疲労回復をしようと集中し、免疫力が低下します。また、ふだんスポーツをしない人が突然頑張るのも、疲れの原因に。こうしたときは、いつもなら撃退できるウイルスに負け、風邪などをひきやすくなります。手洗いやうがいを忘れずに、食事からも免疫力を高めましょう。

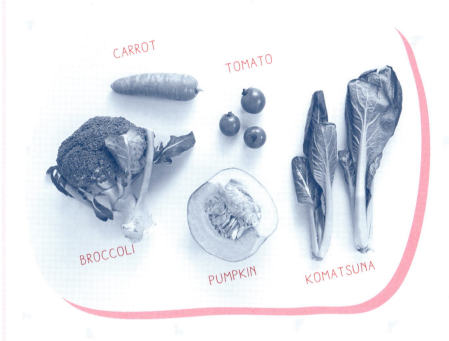

緑黄色野菜に代表される色の濃い野菜は、ビタミンCやポリフェノール、ミネラル、βカロテン、ビタミンEなど、免疫力を高めるといわれる栄養素が豊富です。また、生のまま食べることで、栄養素を壊さずにいただけます。なかでも、βカロテンやカルシウム、鉄もたっぷり含む小松菜は、ぜひサラダでどうぞ。

そして丸ごといただくこと。たとえば、さつまいもの皮にはポリフェノールが含まれます。また、にんじんの皮にはビタミンAが。美肌をつくる元になります。そう考えると、捨てるところはほとんどないのです。だからこそ、無農薬や減農薬を選ぶと、より安心して皮まで食べられますよ。

32

お酒を飲むなら蒸留酒か発酵しているもの

- **運動の代謝物にはプリン体**があり、スポーツに打ち込む人ほど痛風になりやすい。
- ウイスキー、ワイン、日本酒など**蒸留しているものや発酵しているもの**ものを選ぶ。
- **常温やお燗で少しずつ。**おつまみの**塩分にも注意**する。

解説

飲むとリラックスしたり、誰かと楽しむことで素敵な記憶が刻まれたり。お酒自体を否定はしません。でも、「おいしくビールを飲みたいから」と、水分を我慢してスポーツをするのは危険です。ちなみに、運動の代謝物にはプリン体があるので、スポーツに打ち込む人ほど、お酒を飲まなくても痛風になりやすいといわれています。だ

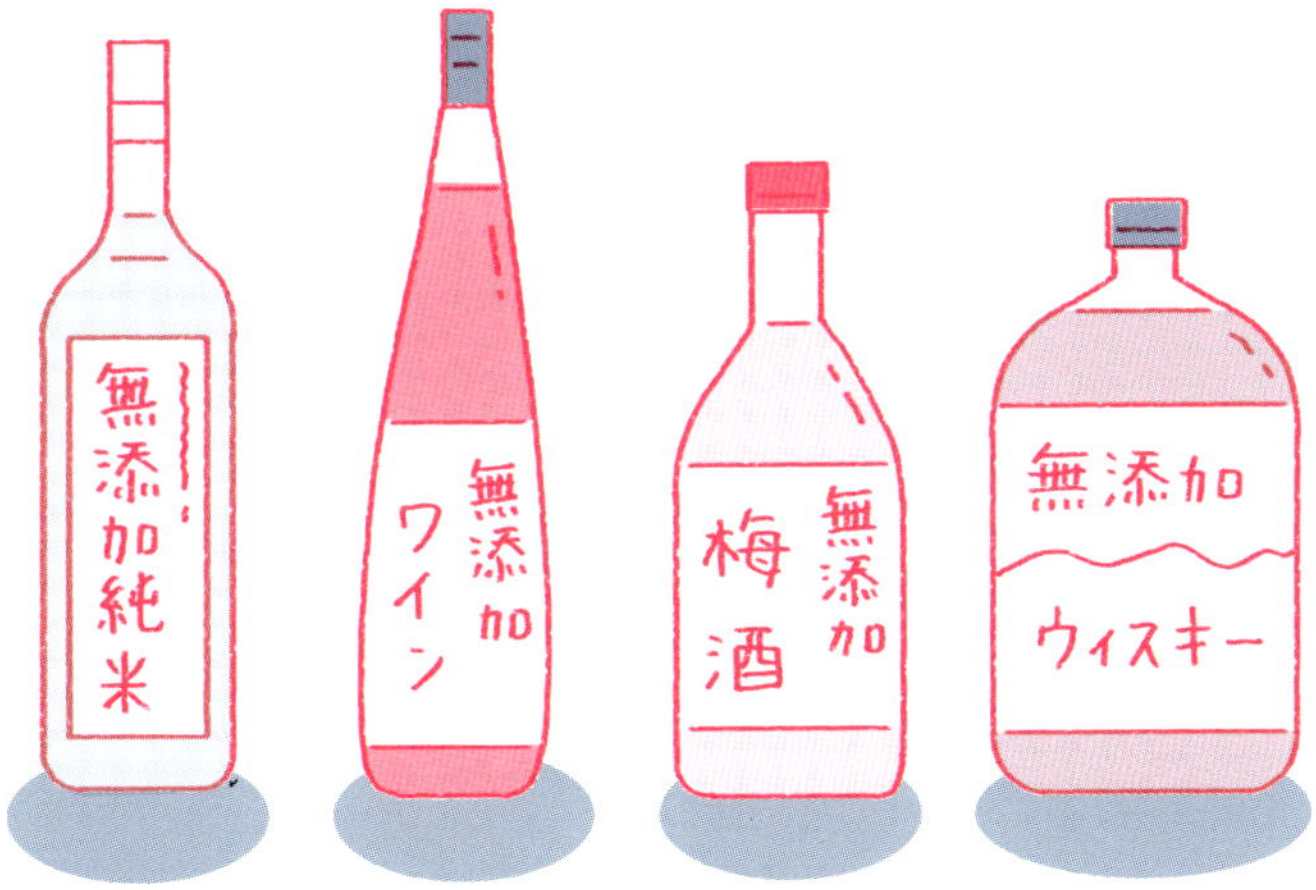

からこそ、運動中の水分摂取は欠かせません。

　選ぶなら、ちゃんと蒸留しているものや発酵しているもの。ウイスキー、ワイン、日本酒などです。また、ワインなら酸化防止剤が使われていないもの。缶チューハイやカクテル、日本に輸入されている加熱されたマッコリなどは、添加物が多いとされるのでおすすめしません。

　飲み方にもコツがあります。ワインや日本酒なら、常温やお燗で少しずつ。ビールなど炭酸のあるものは一気に飲みがちで、体が冷えるだけでなく、急性アルコール中毒の危険性も。おつまみは塩気の強いものが多いので、注意して、うまく付き合いましょう。

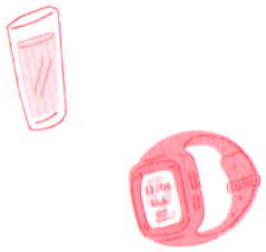

EAT GOOD for LIFE
column
2

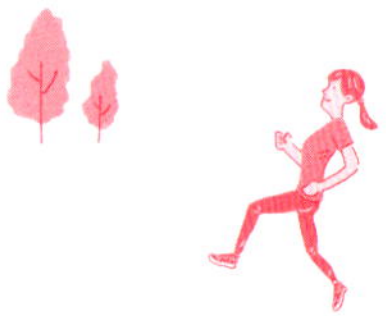

トレーニングを習慣にする

　以前の私にとって、“体を鍛える”“トレーニングをする”ということは、生活のなかで特別なことでした。習慣ではなく「時間ができたらやる」というスタンス。でもそれでは忙しさにかまけて、なかなかできないもので……。「今日もできなかった」と自分を責めたり、落ち込んだりしていました。そこでプロアスリートである夫からアドバイスをもらったのが、トレーニングスケジュールを立てること。できれば1ヶ月分、ペースを掴むまでは1週間単位で計画し、手帳に書き込みます。書き込むことで、自分との約束として胸に刻まれ、自然と実行したいという気持ちが増しました。そして、トレーニングの時間帯も、朝にこだわりました。急な予定や仕事に左右されにくいのと、体がしっかりと目覚め、1日を快活に過ごせるようになるのです。

　歯を磨くようにトレーニングも習慣になれば、しめたもの。トレーニングはイベントではありません。私の人生にずっと寄り添うものであってほしいと思います。

03

COOKING & TRAINING

健康につながる食事やトレーニングを
ライフワークにすること。
それには、生活に無理なく取り入れられて
自分にフィットする方法を知ることが大切です。
いきいきとした姿のお手本(P78-79)を見て
共感する部分やこうありたいものをチェック。
輝く自分のためのヒントをご紹介します。

33

健康的でしたいことのできる女性像

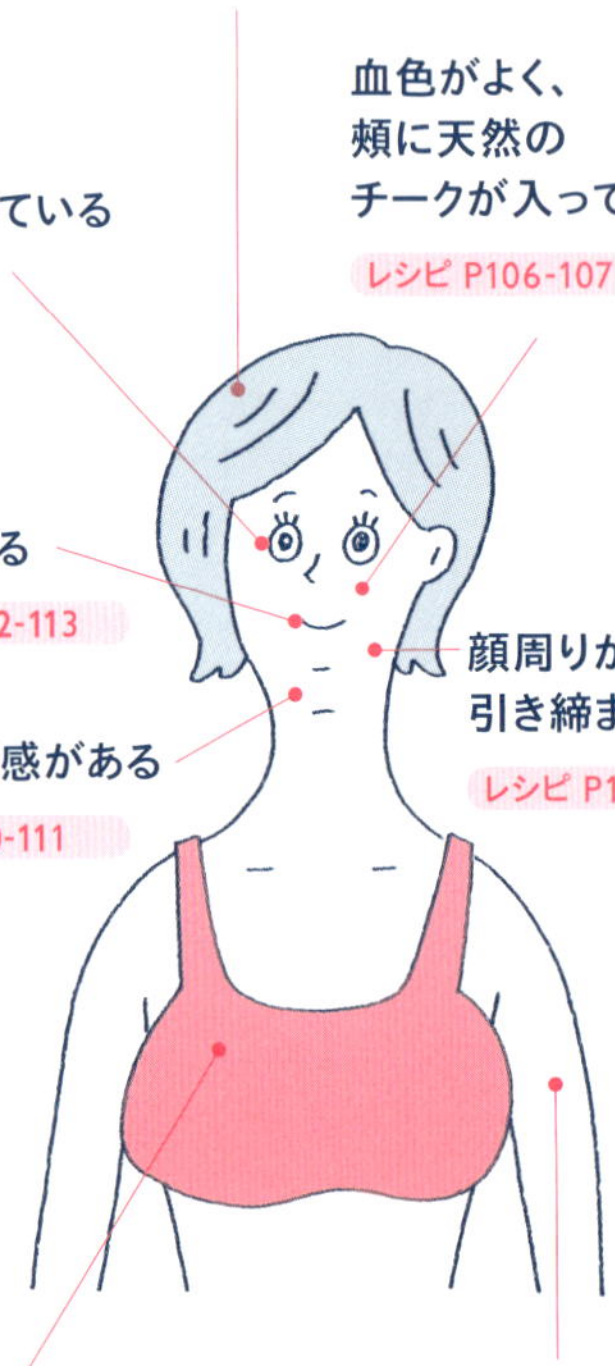
艶のある髪と爪
レシピ P102-103
血色がよく、
頬に天然の
チークが入っている
レシピ P106-107
瞳が輝いている
肌と唇に
潤いがある
レシピ P112-113
顔周りが
引き締まっている
レシピ P124-125
肌に透明感がある
レシピ P110-111
胸が上を
向いている
レシピ P130-131
トレーニング P94-95
二の腕が
すっきりしている
レシピ P128-129
トレーニング P94-95

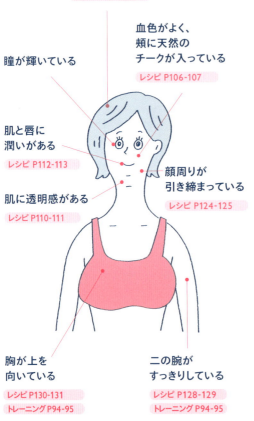

〝健康〟は自分のためだけでなく、いきいきとした心身は明るい雰囲気を放ち、接する相手も気持ちがいいはず。本ページで共感する部分やこうありたいと感じる項目をチェックしたら、レシピやトレーニングを試してみましょう。

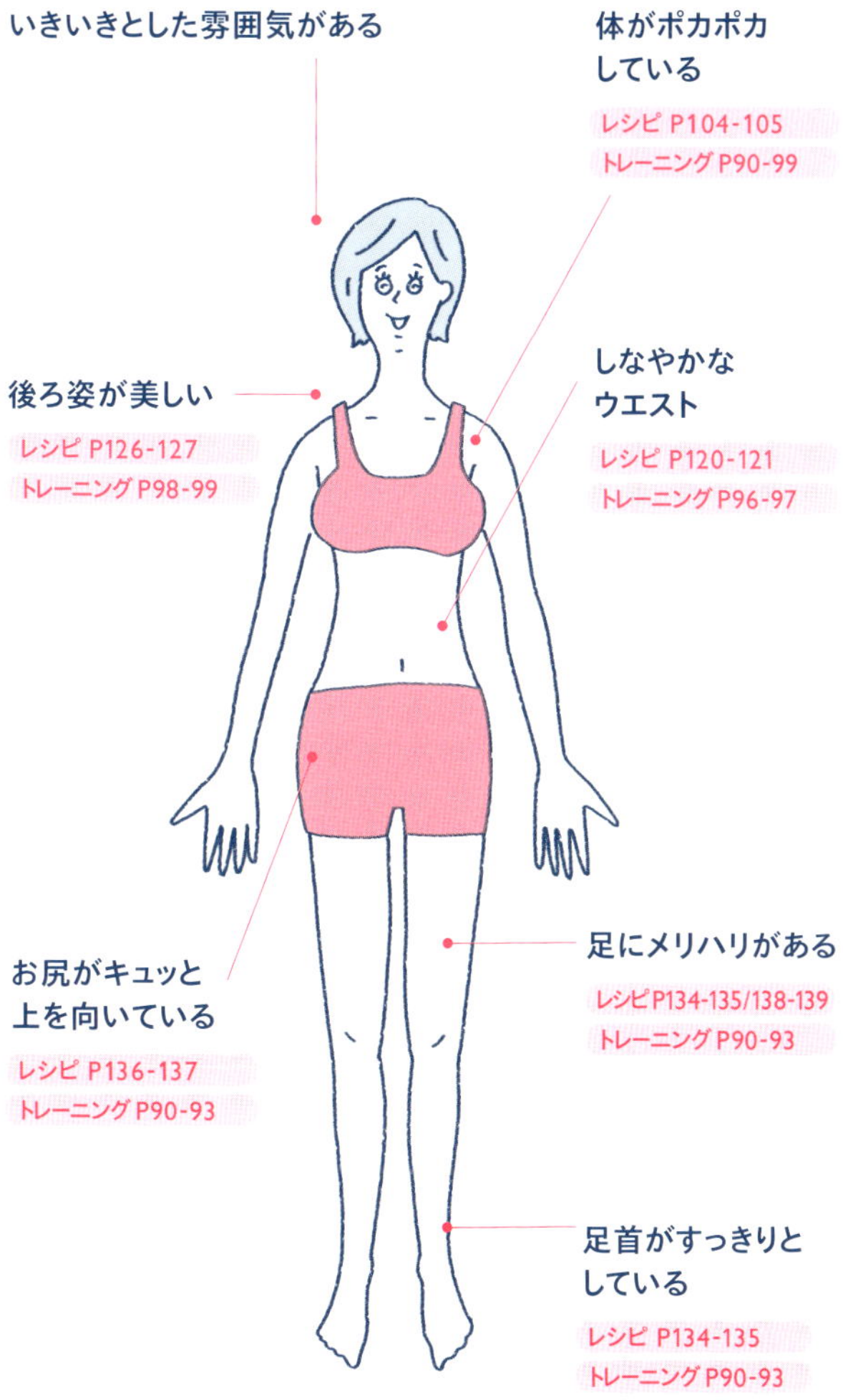
いきいきとした雰囲気がある
体がポカポカしている
レシピ P104-105
トレーニング P90-99
後ろ姿が美しい
レシピ P126-127
トレーニング P98-99
しなやかなウエスト
レシピ P120-121
トレーニング P96-97
足にメリハリがある
レシピP134-135/138-139
トレーニング P90-93
お尻がキュッと上を向いている
レシピ P136-137
トレーニング P90-93
足首がすっきりとしている
レシピ P134-135
トレーニング P90-93

体にスイッチを入れる3つのパーツ

- **短時間**に行えるシンプルな動作も**正しく毎日**続ければ、十分意味がある。
- 体の癖やこりは**毎日**ほぐして**リセット**。
- **肩甲骨・股関節・足首**をほぐすと体にスイッチが入りやすくなる。

解説

「シンプルな動作で短時間のトレーニングも、正しい動作で毎日続けられるなら、十分意味はある」と、本著のトレーニングを監修してくださるトレーナーの池川亜矢子さん。ここからは、私が池川さんから教わった、体を動かすうえでとても大切なことをお伝えします。

生きることは動くことでもあります。しかし、なか

毎日ほぐしたい３つのパーツ

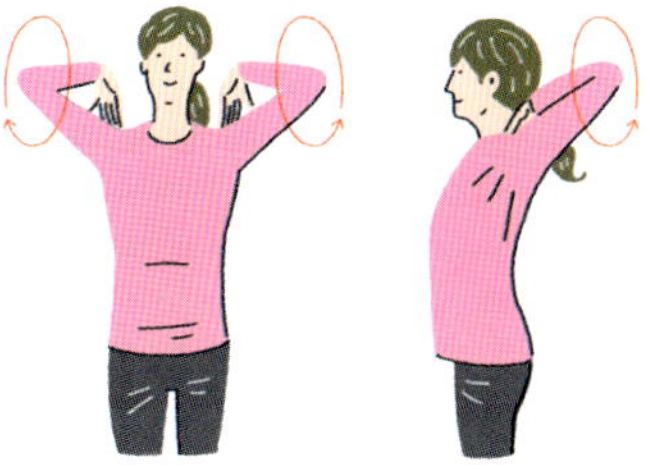

肩甲骨

両手の指先を肩にのせ、ひじの先で円を描くように、前と後ろに回す。最初は小さな円で、次第に大きく。痛みを感じる場合は、ひどい肩こりの可能性が。

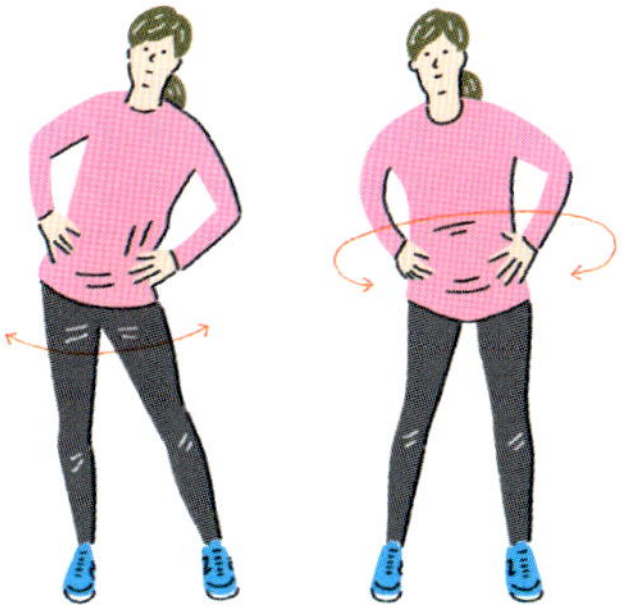

股関節

足を腰幅に広げ、足先はまっすぐ前に向くよう立つ。まず腰を左右に揺らし、次に左右に回す。回すときは、地面にお尻で円を描くことをイメージするとよい。

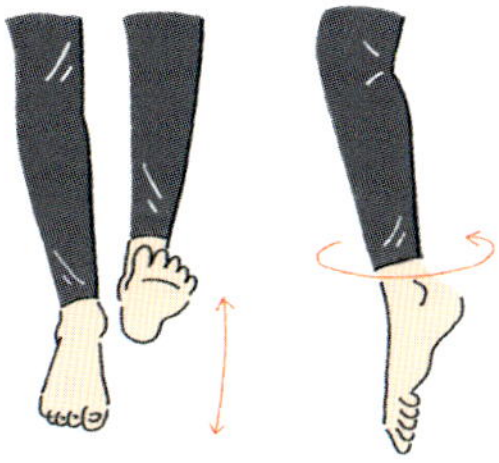

足首

足先は正面を向けて立ち、まずはつま先を左右交互にあげる。続いて、足の位置はそのままで、かかとを上げ下げ。最後に足首を大きくしっかりと回す。

には長年かけてついた癖やこりなどで、固まっている体のパーツも。池川さんのおすすめは、次の3か所をほぐしてリセットすること。一日のはじまりやスポーツ前に行うと、体にスイッチが入りやすくなります。

ひとつ目が、腕の振りや姿勢を維持することに欠かせない〝肩甲骨〟。2つ目が、歩いたり走ったりするときの要〝股関節〟。そして3つ目が〝足首〟。膝や股関節と連動して足をバネのように使うために、しなやかさが必要です。

ほぐし方（上記図）は、どれもシンプルで短時間にできる方法ばかり。自分の年齢分の回数を、しっかり呼吸しながら、呼吸と同じリズムで行います。

35

正しく立つ人は美しい

- 正しく立つだけでスタイルがよく見える。
- 横から立ち姿を写真に撮ってセルフチェック。
- 姿勢を正すには意識をもつことが大事。
- 正しく立つと、しなやかな腹筋がつき、トレーニングの成果もあらわれやすくなる。

解説

きちんと立てていれば、体重も筋肉量も変わらないのにスタイルがよく見えます。体のパーツが本来の場所にあることで美しく見えるのだとか。

そもそも姿勢が悪くなる原因は、長時間のデスクワークや腹筋の弱さなどにもあります。猫背やおなか抜け（背中がCの字に曲がり、下腹部やお尻など下半身の力が抜けた状態）、反り

正しい立ち方のお手本

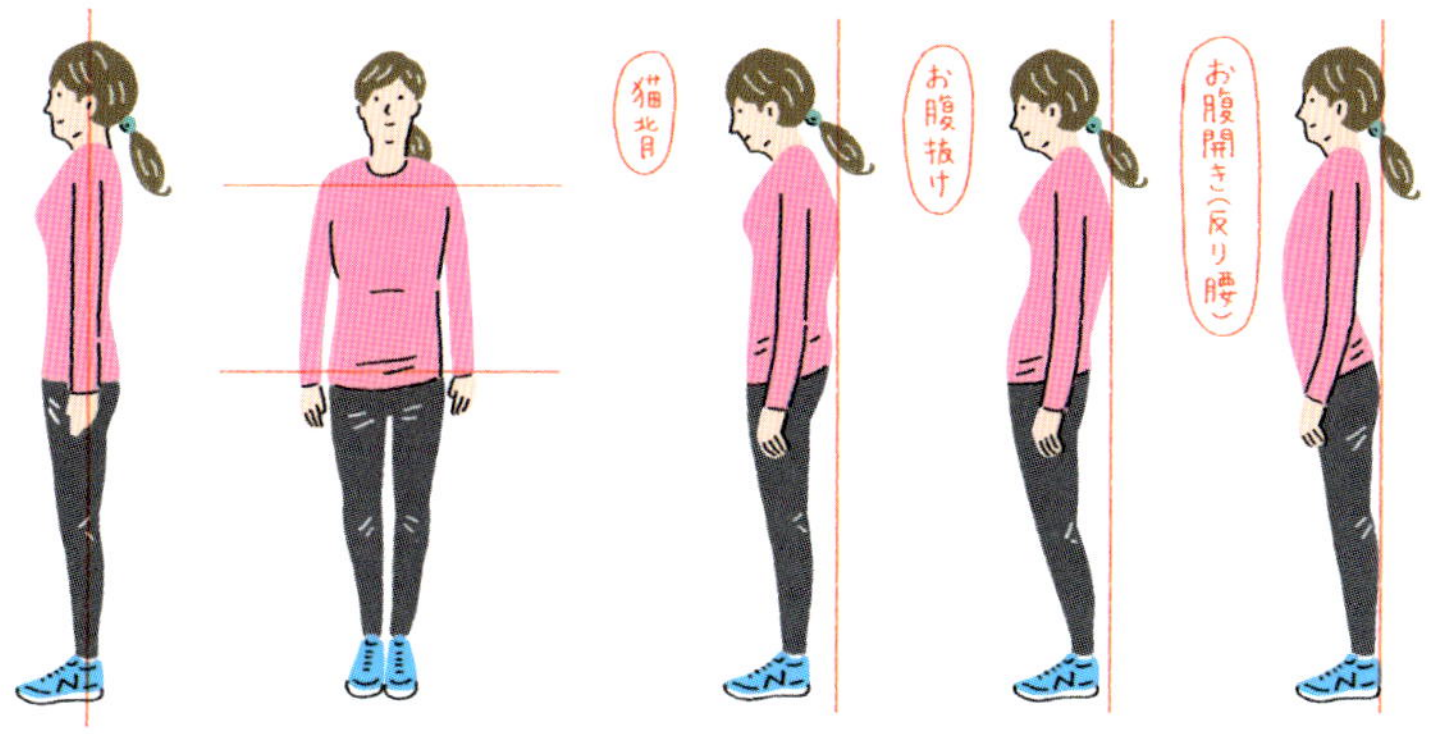

横から見たときに、耳・腰骨・膝の中央・外くるぶしの真ん中の4か所が一直線状態にあるのが“正しい立ち方”。目線を10mほど前へ向け、肩はリラックスさせると胸が開きやすくなる。足先は正面に向け、両肩と腰骨は均等な高さに。

▲NG例

肩が丸まった猫背やおなか抜け、胸を張った反り腰は、腹筋や下半身が使えていない状態。

腰（胸とお尻が突き出て、腰が反った状態）などになっていないか、横から見た姿をチェックしてみましょう。池川さんのおすすめは、立ち姿の写真を撮ってみること。

姿勢を正すうえで大切なのは、意識をもつことです。バスや電車を待つ時間、横断歩道の赤信号など、生活のなかで少しずつ、正しく立つことを体になじませていきます。正しく立てるようになると腹筋のひとつである〝腹直筋〟が鍛えられ、おなかに細く長い、しなやかな筋肉がつきます。また、全身をきちんと使う準備ができるので、トレーニングの成果もあらわれやすくなります。いつもの行為を見直してみましょう。

36

正しく座ると体幹が鍛えられる

- 座っているときは、姿勢をじっくり見直せる。
- 座面に浅く腰掛け、背もたれを使わない。
- 姿勢が悪いと筋力が弱り、血流も滞る。
- 正しく座ると、しなやかな腹筋がつき体幹の筋肉も鍛えられる。

解説

デスクワークが中心の人も、座り方を意識すると体型に変化が現れます。姿勢をじっくり見直してみましょう。

いい姿勢で座るには、座面に浅く腰掛け、背もたれに頼らないことがポイント。自立することでおなか周りの筋肉が自然と鍛えられ、動かさずともトレーニングになると、池川さんは

正しい座り方のお手本

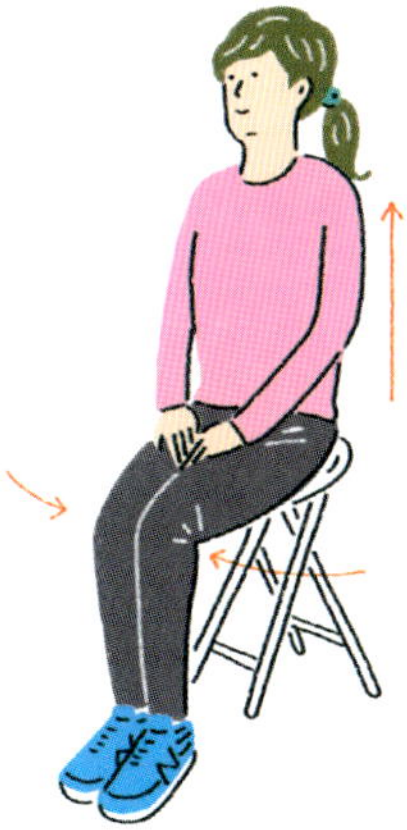

椅子の座面に坐骨だけのせて座る（お尻の半分、太ももの付け根ぐらいまでが目安）。座高が高くなるように、腰・背筋（背骨）・首・あごを一直線に積み上げていく。骨盤を立てると背筋が自然と伸びる。さらに膝を閉じると、太ももの内側がキュッと引き締まる。

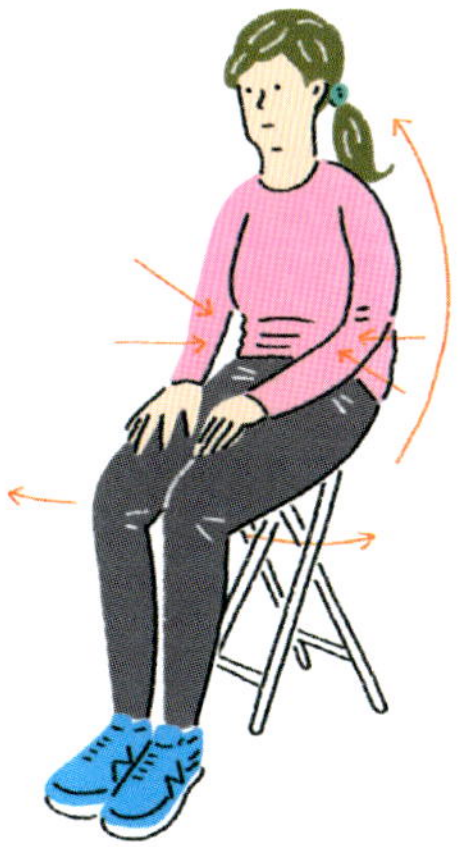

▲NG例

頭部が前に出た前傾姿勢は猫背になり、血流まで悪くなる。おなかも丸まり、たるんだ状態に。

言います。いわゆる腹筋運動のようにおなかを曲げ伸ばしするわけではないから、生活に必要な、ほどよく筋肉のついた女性らしい体に近づいていくのです。

ただし、座面に浅く座っても、背中の上部が背もたれにもたれかかった状態では背骨が丸まり、体が自立するための筋肉が弱くなります。また、背もたれを使わなくても猫背だとおなかが丸くちぢこまり、血流が滞る原因に。

座るという一見〝静〟のアクションでも、体本来の姿を意識するだけで、自ずとトレーニングに。ランニングにも欠かせない、体幹の筋肉を少しずつ強くしているのです。

37

正しく歩くと体が活性化する

歩くと体と脳に動くスイッチが入る。
正しく歩くと消費エネルギーは増える。
歩数を増やすよりも、フォームと姿勢を正しく。
みぞおちから歩くと、しっかり前へ進める。
速いスピードで歩くと脂肪燃焼によい。

解説

移動手段として、健康習慣として、歩くことは生活に欠かせません。池川さんいわく、歩くことで体に動くスイッチが入るのだそう。朝に歩くと目覚めがいいと感じるのは、足裏の筋肉が動き、それによって脳も起きるから。また、血流も促されるので全身が温まり、体も動かしやすくなります。ちなみに、「走ったほうが

正しい歩き方のお手本

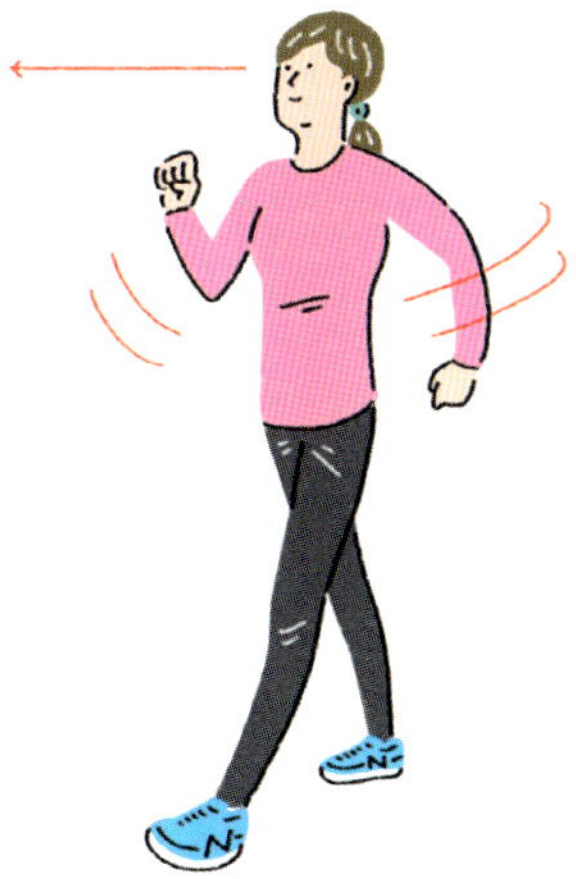

正しく立った状態（P82-83参照）で、足と手を前へ出す。足先は正面に向け、足首はバネのように使う。目線は2cm上げ、30m先に大好きな人がいると思って視線を前へ。鎖骨を左右へ広げると胸が開き、腕が振りやすくなる。頭蓋骨は肩の上にまっすぐのるイメージ。

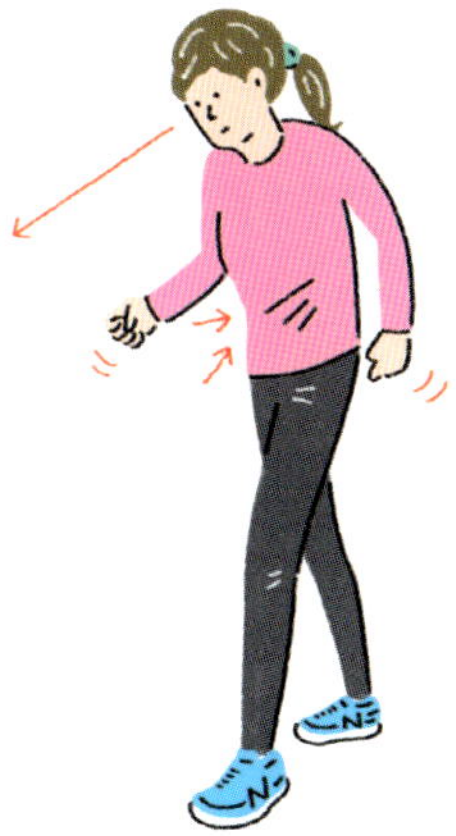

▲NG例

前傾姿勢は猫背になり血流も悪くなる。猫背では体の可動域が狭く、足をうまく蹴り出せない。

楽」と感じるぐらい速いスピードで歩くと、ゆっくり走るときよりも脂肪燃焼によいともされています。

よく「健康のために一日一万歩」などと聞きますが、正しく歩けば消費エネルギーは段違い。歩数を稼ぐ前に、姿勢とフォームを見直すべきなのです。

右足を前に出すと左手が前に出るように、人間の体はクロスして連動する構造になっています。この連動の連続が、歩くことや走ること。ただし、足の先だけちょこちょこと動かしていても、全身は使えていません。みぞおちから足を出す意識で足を運ぶことで動きが全身に伝わり、しっかり前へ進めるのです。

トレーニングの基本

監修＝池川亜矢子

続けること。そもそもトレーニングは自発的にやるもの。そうでないときは、明確な目的（目標）をもつこと。頑張った成果や変化に喜びを感じることが大切です。また、やりすぎはかえってよくありません。筋肉痛が残っているうちは、軽くストレッチをする程度で血流を促し、筋肉の回復を待ちます。今回紹介するトレーニング（P90-99）なら、EASYは毎日、HARDは1日置きがよいでしょう。

2番目に大切なこと

正しいフォームで動かすことと、「ここに効いている」という意識。

だめなこと

間違ったフォームで行うこと。関節に負担がかかるうえに、余計な筋肉を動かしてしまい、張りなどの原因に。

回数

無理のない回数でよいけれど、今回紹介するトレーニング（P90-99）は、EASYなら自分の年齢分を必ず。HARDは年齢分できれば優秀。最初から頑張りすぎず、少しずつ回数を増やしていきます。

服装

体のラインにぴったり添うもの。自分の姿が明らかになるから、やる気がおきるはず。また、ひじと膝の向きが見えることで、正しいフォームが確認しやすくなるのです。ジャストサイズのTシャツとスポーツ用タイツなどがおすすめ。

注意すること

冷えた体でいきなりトレーニングを行うのはやめましょう。まずは軽いウォーキングやストレッチなどで体を温め、燃やす準備をしてからトレーニングをはじめます。温めるとケガの防止にも。

動作のスピード

自分の呼吸に合わせます。呼吸に合わせると動きやすくなるだけでなく、血圧の急上昇も防ぐことができます。基本的には力を入れるときに息を吐き、戻すときに息を吸います。ただし、緊張感はキープしたままで。

生理の日

女性ホルモンの影響で筋肉がやわらかくなるとき。股関節もゆるみ、いつもよりおなかに力が入りにくくなります。経血量が多いときは、上半身〜おなかまでのトレーニングだけに。また、集中力も落ちるので、軽いトレーニングにとどめるなど無理はしないこと。生理痛がひどいなら休みましょう。

習慣にしたいこと

トレーニング前だけでなく、できれば毎日体のサイズを測ります。1日おきでもOK 。サイズを測ると体への変化に気がつきやすくなります。測るのは、もも（いちばん太いところ）・ウエスト（いちばん細いところ）・下腹（おへそから指2本分下の“丹田”）・足首（いちばん細いところ）。サイズには生活習慣がてきめんに現れます。食べすぎの防止はもちろん、食べ物が体に及ぼす影響も感じやすくなります。

01 スクワット

足（とくにもも裏）

お尻　背中

大きなももの筋肉を動かすことで全身が温まり、代謝をアップ。とくに、トレーニングをしないと鍛えにくいもも裏やお尻に効きます。背中をまっすぐに保ったまま上体を前傾させることで、背筋も鍛えられます。

▼EASY

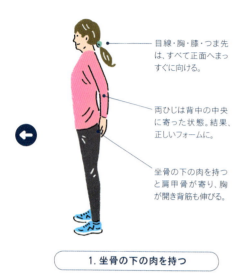

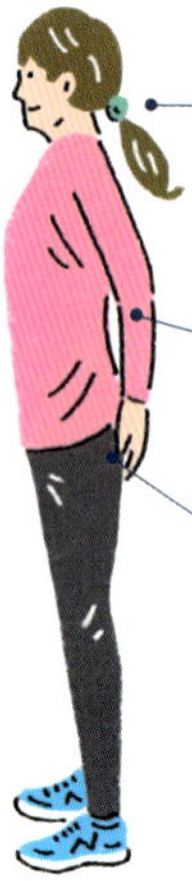
目線・胸・膝・つま先は、すべて正面へまっすぐに向ける。
両ひじは背中の中央に寄った状態。結果、正しいフォームに。
坐骨の下の肉を持つと肩甲骨が寄り、胸が開き背筋も伸びる。

1. 坐骨の下の肉を持つ

▼HARD

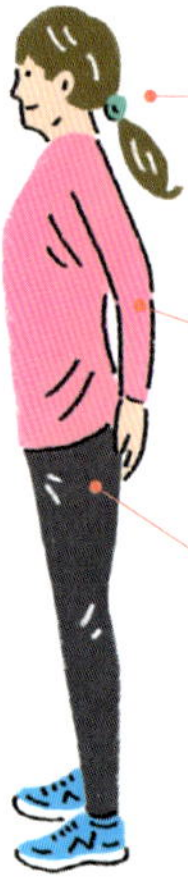
目線・胸・膝・つま先は、すべて正面へまっすぐに向ける。
両ひじは背中の中央に寄った状態。結果、正しいフォームに。
坐骨の下の肉を持つと肩甲骨が寄り、胸が開き背筋も伸びる

1. 坐骨の下の肉を持つ

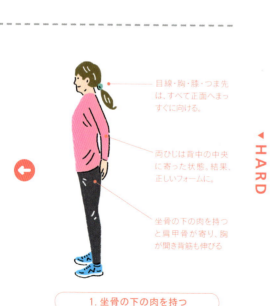

2. 坐骨へ座る

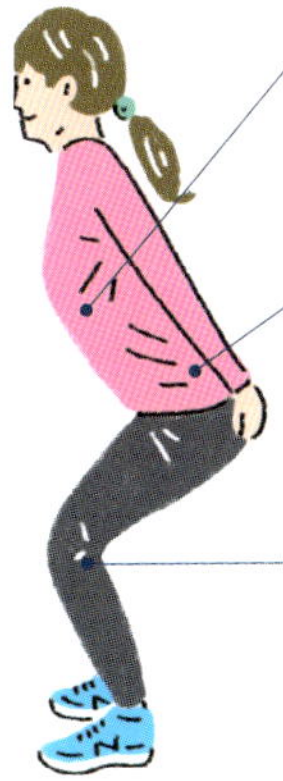

胃をつき出すイメージで坐骨に座る。腹筋は伸びた状態で保つ。

上体の前傾を保つことで腰は若干そる。おなかの力は抜かない。

足を曲げても、膝がつま先より前へ出ないようにする。

3. 息を吸いながら膝を伸ばす

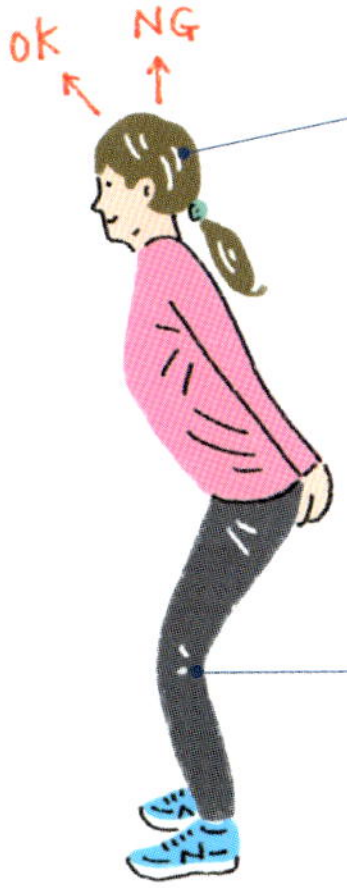

頭の位置は体の斜め上にある状態のまま、膝を伸ばす。

真上に伸びると腹筋やもも裏などがゆるみ、効きめが半減。

足が曲がった状態で、ひと呼吸分体勢を保てたらベスト。

2. 腰を落とし、両腕を耳の横へ

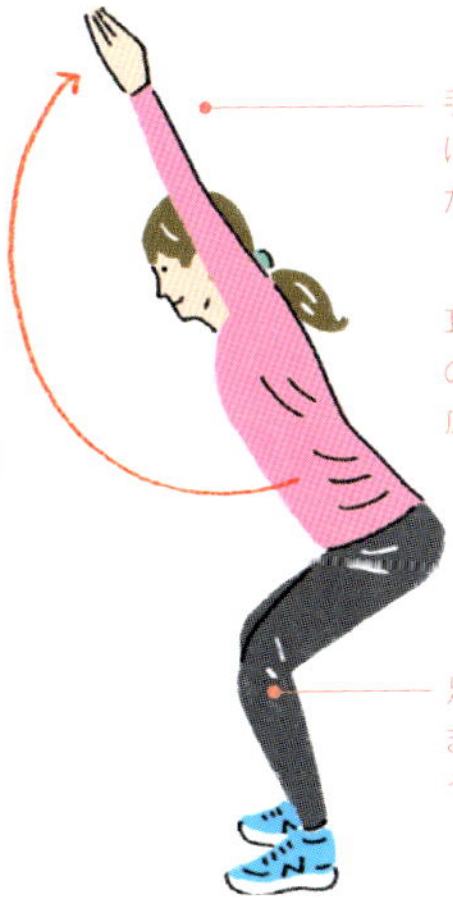

手のひらを内側へ向け、まっすぐに伸ばした腕を耳の横へ。

耳の横で腕を伸ばすのが厳しければ、少し広げてもよい。

足を曲げても、膝がつま先より前へ出ないようにする。

3. 両腕を頭の後ろへ

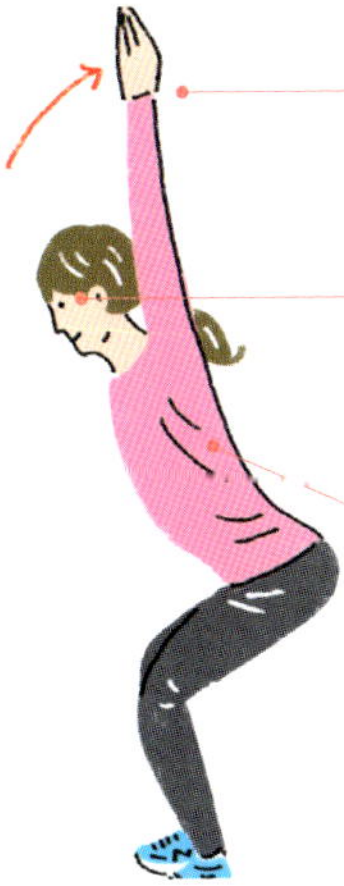

腕はまっすぐに伸ばした状態で、腕だけ後ろに引く。

目線は下げずに前方を向くことで、腕が動かしやすくなる。

腰の筋肉から背中、腕と動く感覚をもち、腕を後ろへ引く。

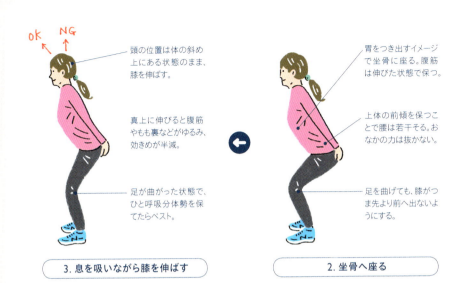

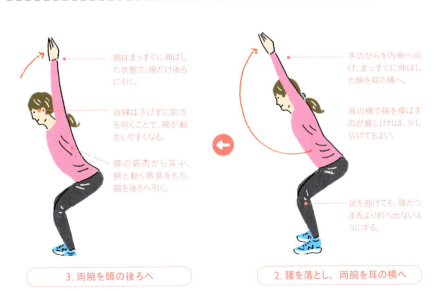

02 レッグ

足（とくにもも裏）

お尻　背中

トレーニングをしないと鍛えにくい、もも裏やお尻を引き締めます。支える足が外に開かないように、まっすぐ体重をのせるのがコツ。家事の合間や電車の待ち時間など、毎日の隙間で実践してみてください。

▼EASY

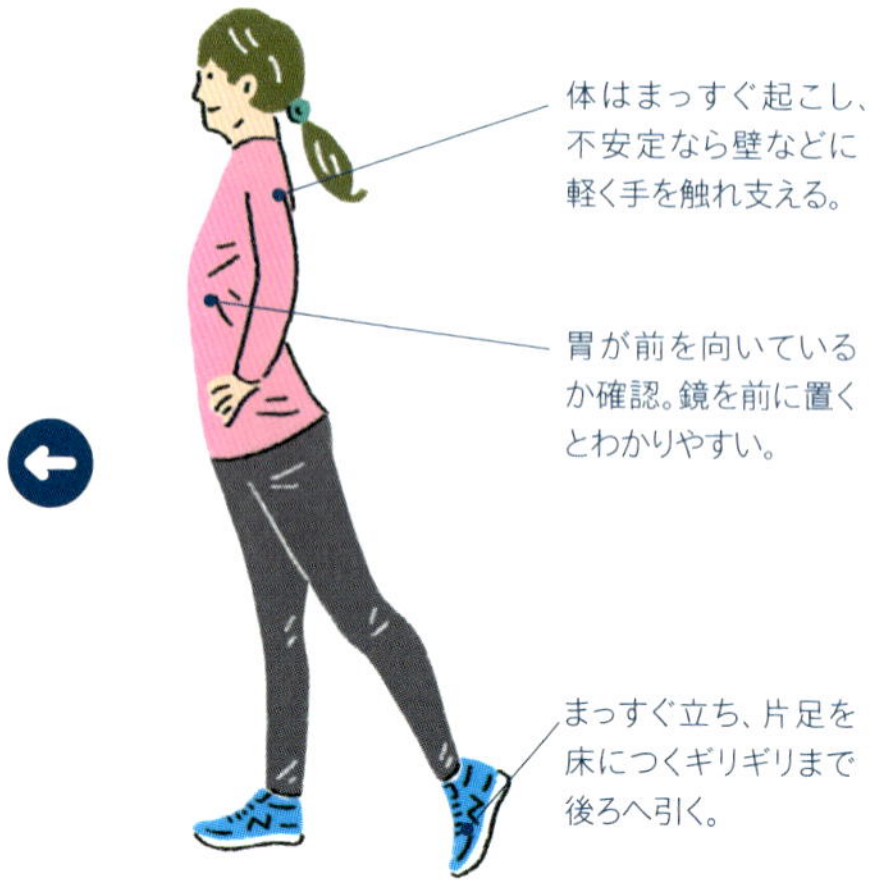

体はまっすぐ起こし、不安定なら壁などに軽く手を触れ支える。
胃が前を向いているか確認。鏡を前に置くとわかりやすい。
まっすぐ立ち、片足を床につくギリギリまで後ろへ引く。

1. 片方の足を後ろへ引く

▼HARD

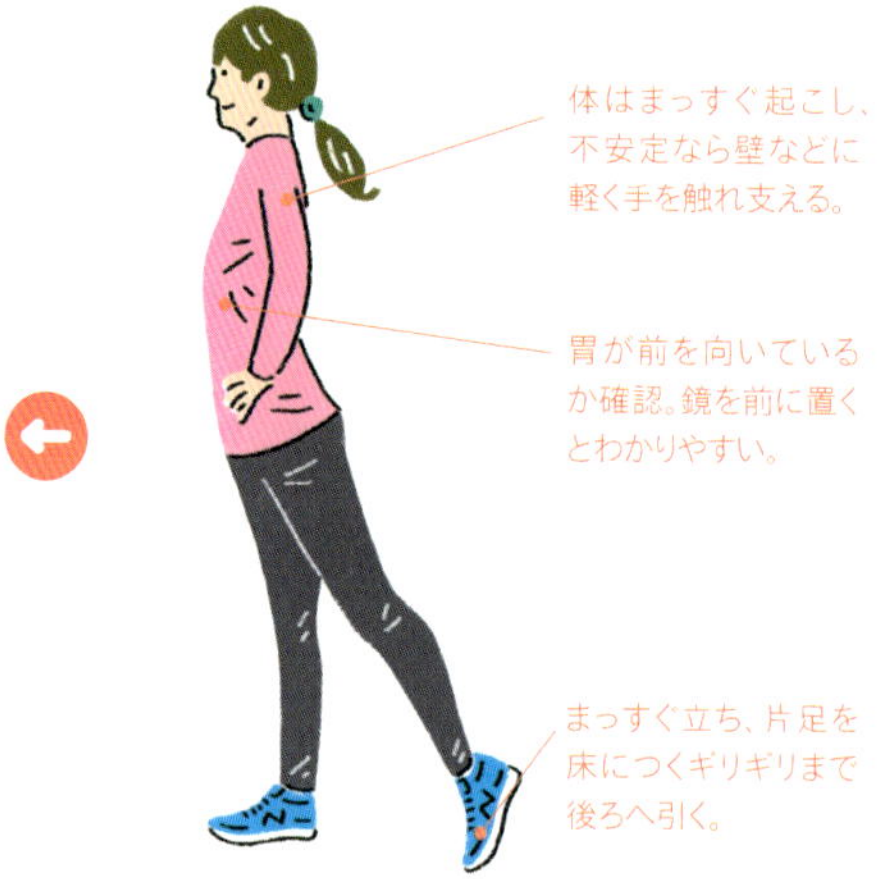

体はまっすぐ起こし、不安定なら壁などに軽く手を触れ支える。
胃が前を向いているか確認。鏡を前に置くとわかりやすい。
まっすぐ立ち、片足を床につくギリギリまで後ろへ引く。

1. 片方の足を後ろへ引く

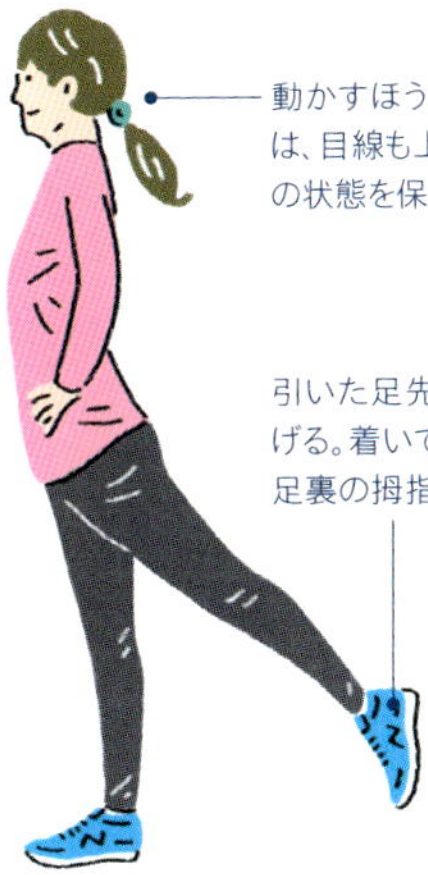

2. 引いた足を宙に浮かせる

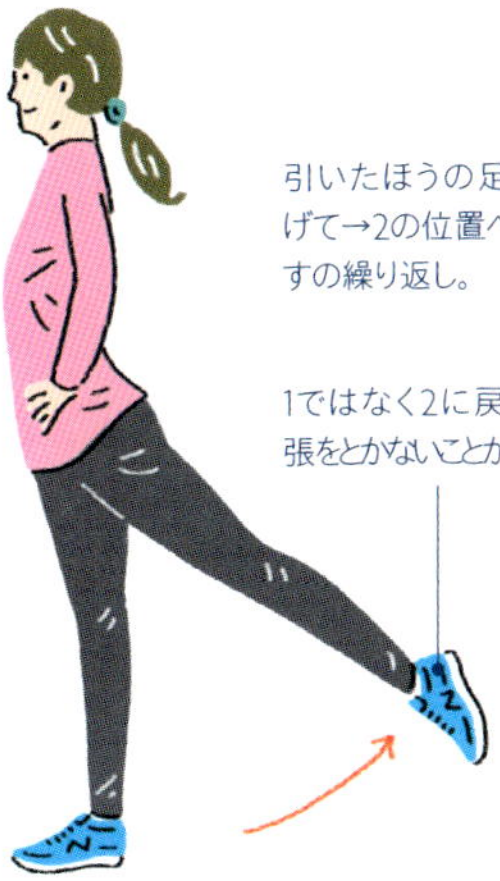

3. 2からさらに後ろへ引く

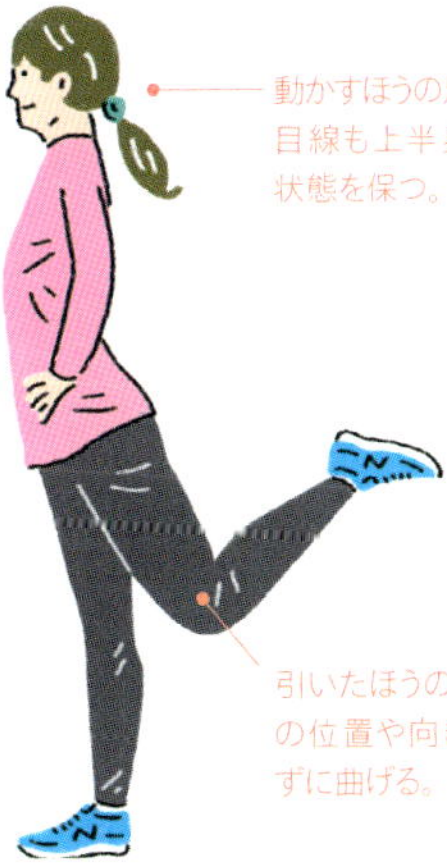

2. 引いた足を曲げる

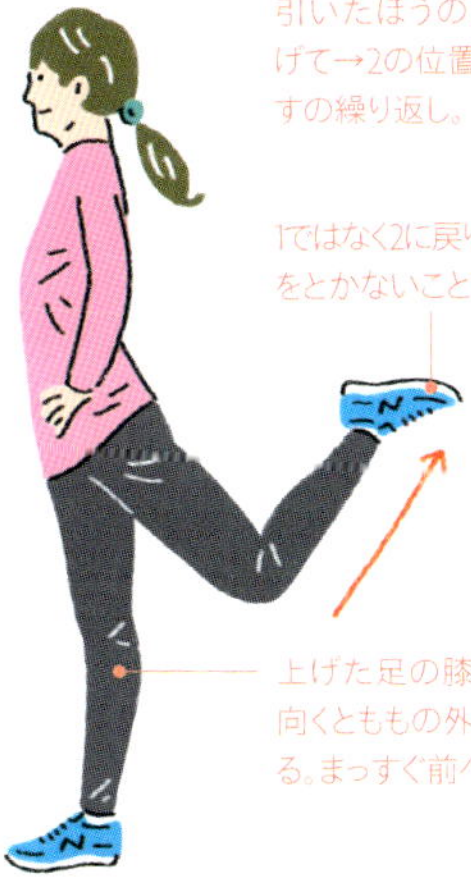

3. 足裏を後ろに蹴り上げる

03 腕立てふせ

胸

二の腕　体幹

肩　背中

腕立てふせは、腕周りに効く方法と胸周りに効く方法の大きく分けて２種類。両手の置く位置を肩幅より狭くすると二の腕を引き締め、広くすると胸筋にアプローチ。バストアップや美しい後ろ姿が期待できます。

▼EASY

手のひらを肩幅よりこぶしひとつ分、外につく。指先は外側へ。

おなかが脱力しないように背中でテーブルをつくるイメージ。

膝は腰骨の真下につく。つま先は立てたほうがやりやすい。

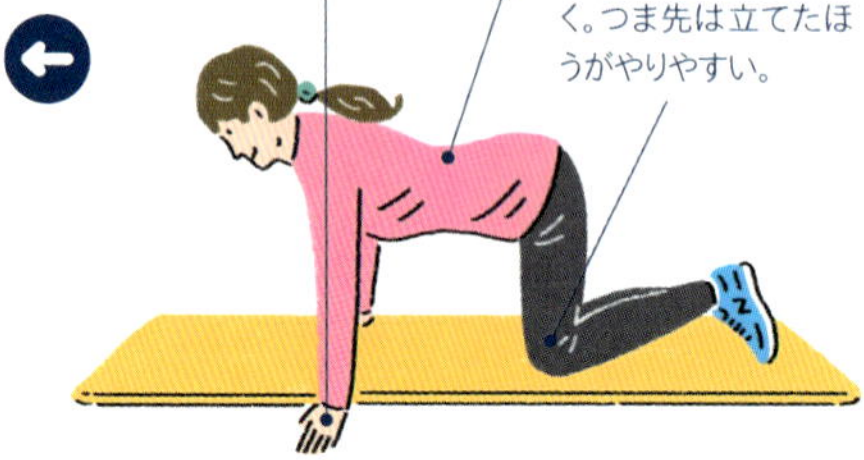

1. 四つん這いになる

▼HARD

手のひらを肩幅よりこぶしひとつ分、外につく。指先は外側へ。

頭～膝で、すべり台をつくるイメージで、まっすぐに保つ。

腰が曲がると頭が下がり、腕を曲げにくくなるので意識する。

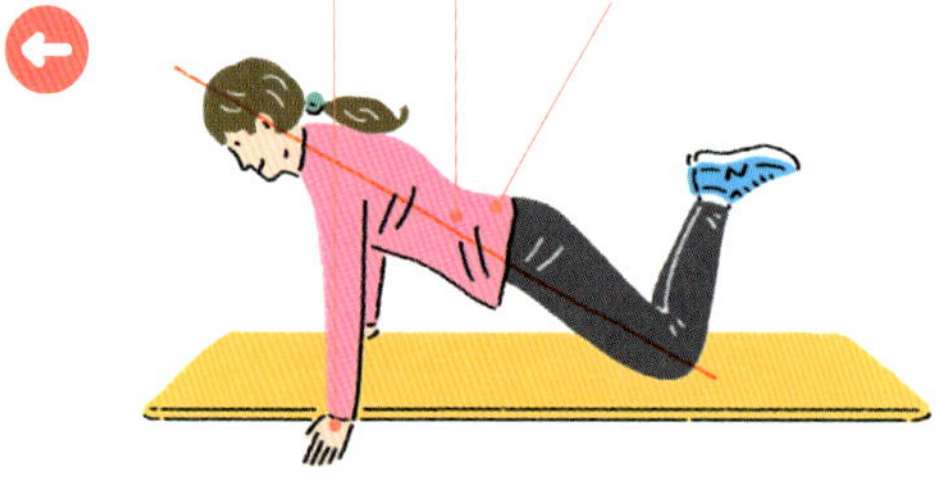

1. 両手と膝をつき、足先を上げる

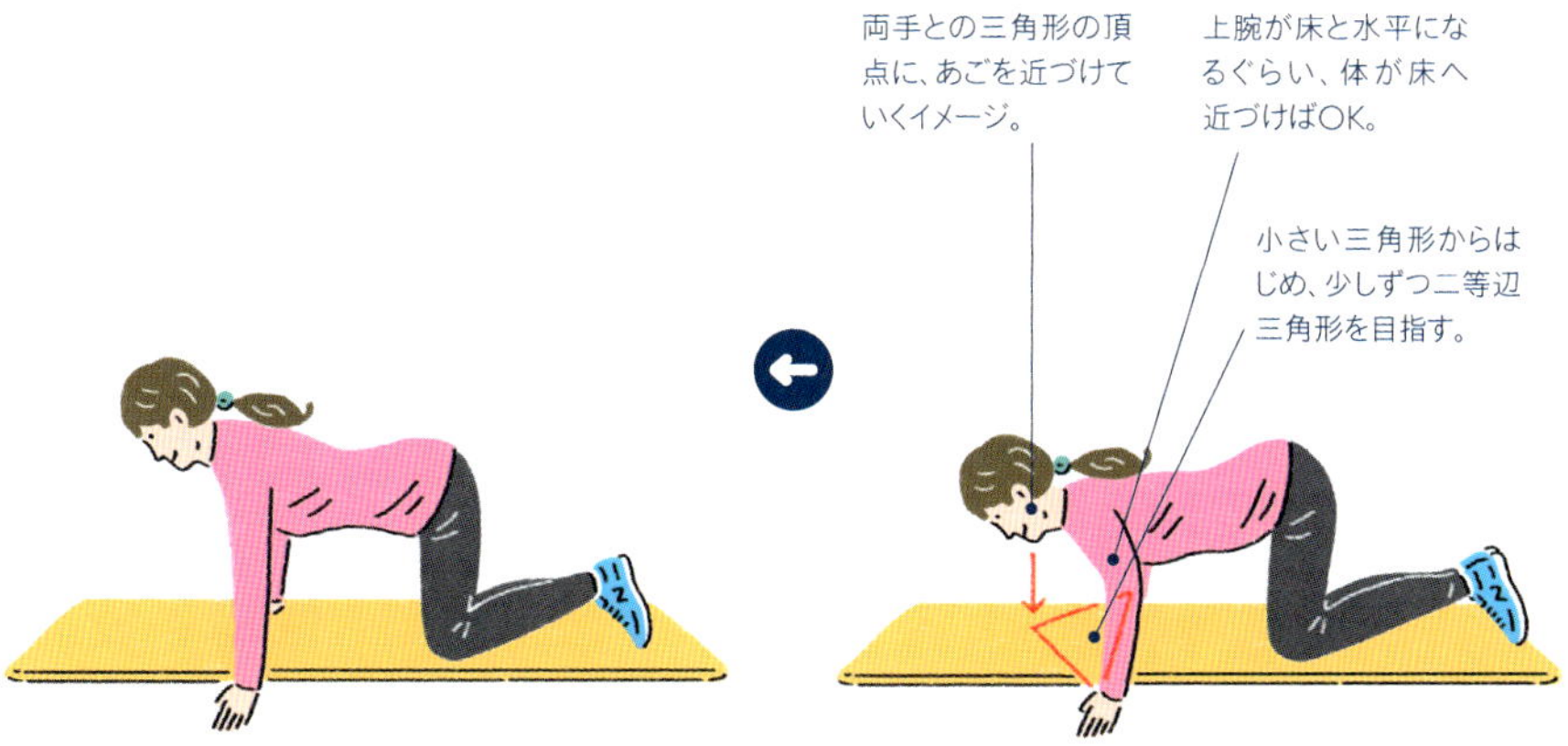

3. 1に戻る

2. ひじを外側に広げる

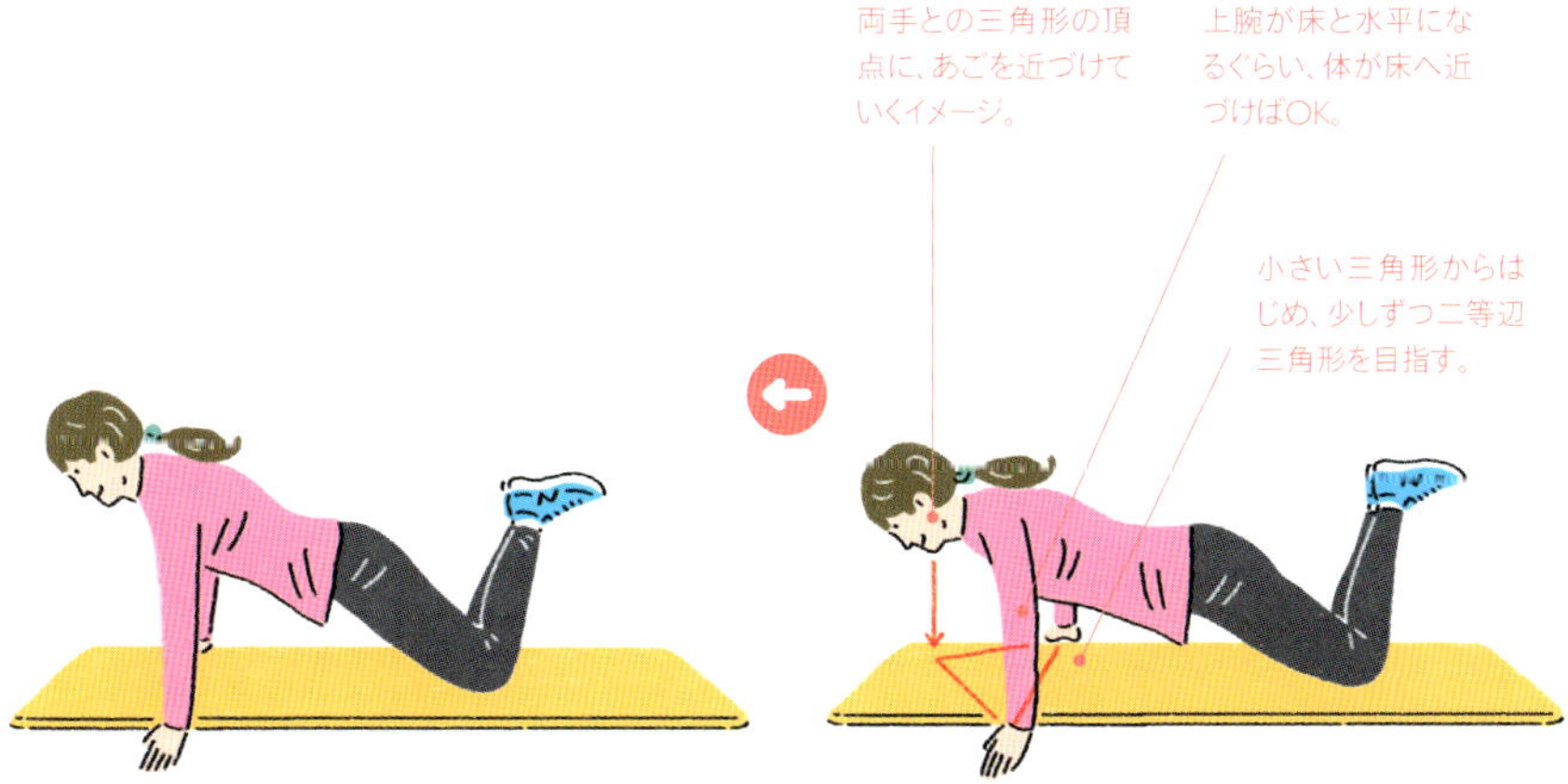

3. 1に戻る

2. ひじを外側に広げる

04 腹筋

おなか

背中　体幹

日常生活をよりスムーズで、アクティブに。しなやかな女性らしい体を目指すのなら、細く長い女性らしい筋肉を鍛える方法を選びましょう。腹筋を長い状態にキープしたままで、動かしていきます。

▼EASY

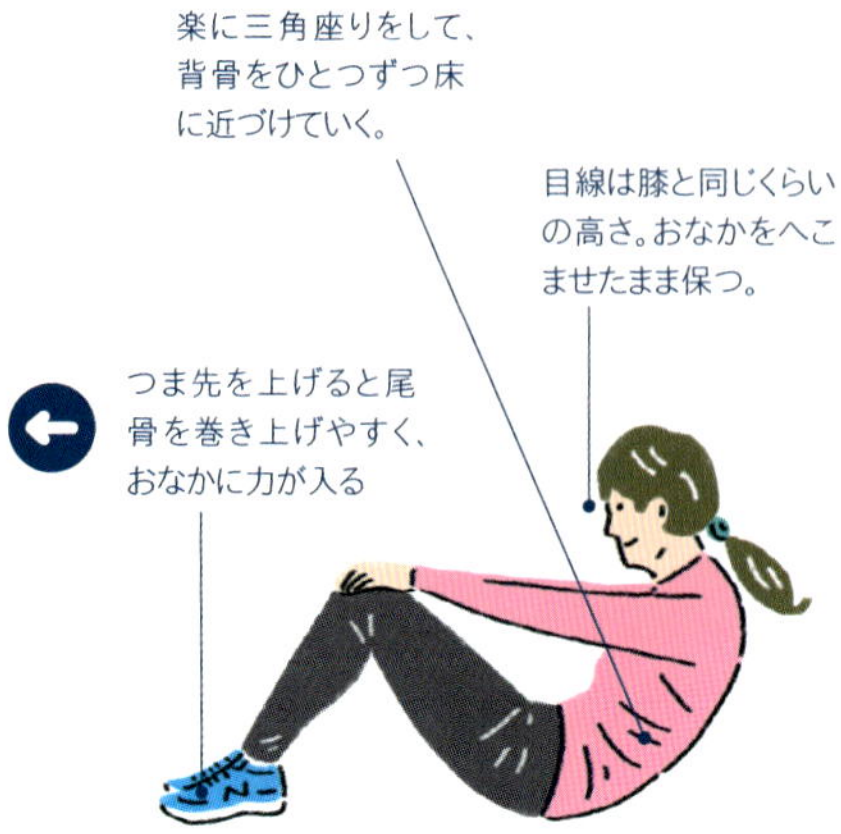

楽に三角座りをして、背骨をひとつずつ床に近づけていく。
目線は膝と同じくらいの高さ。おなかをへこませたまま保つ。
つま先を上げると尾骨を巻き上げやすく、おなかに力が入る

1. 三角座りから、おなかをへこませる

▼HARD

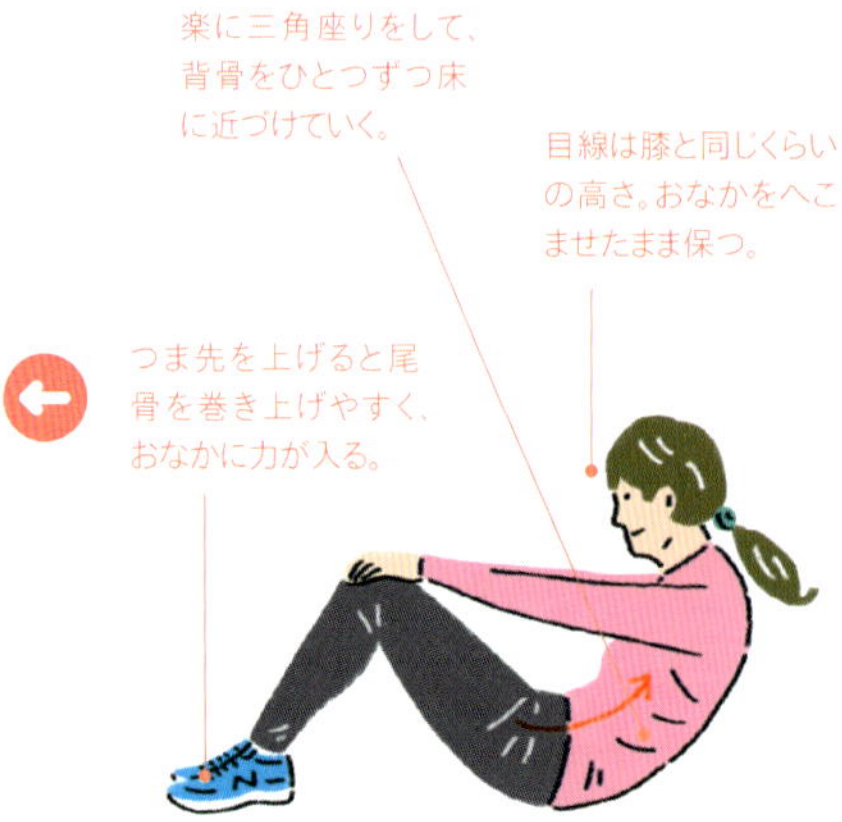

楽に三角座りをして、背骨をひとつずつ床に近づけていく。
目線は膝と同じくらいの高さ。おなかをへこませたまま保つ。
つま先を上げると尾骨を巻き上げやすく、おなかに力が入る。

1. 三角座りから、おなかをへこませる

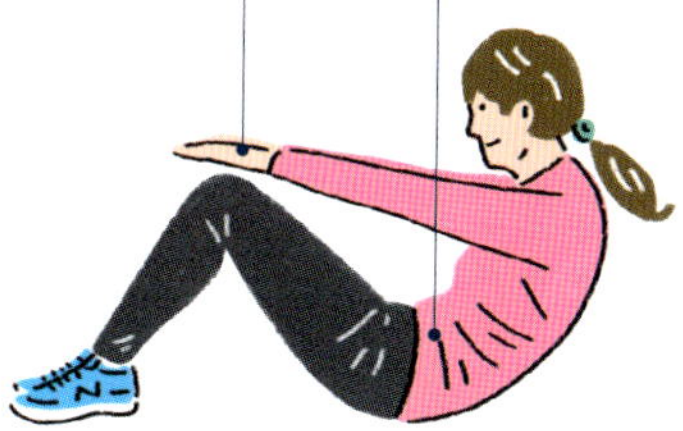
おなかの緊張感は緩めない。おなか全体の腹筋を意識する
両腕を膝から離して、まっすぐな状態で前方へ伸ばす。

2. 1のまま両腕を水平に上げる

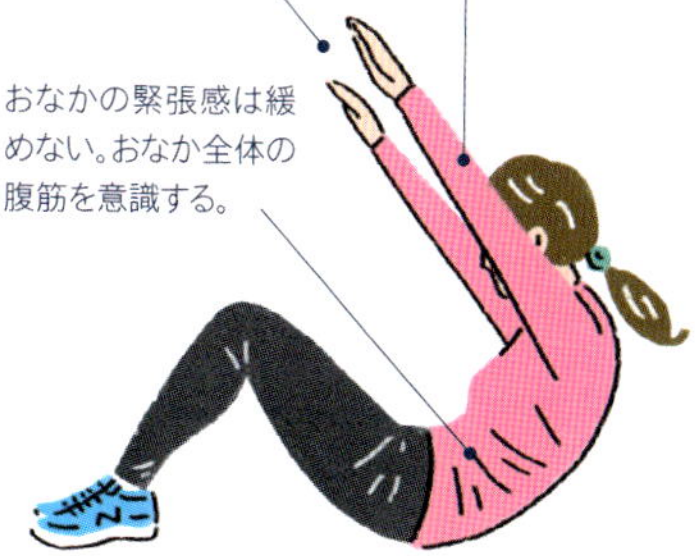
両腕を上がるところまでアップ。視界から消えない程度に。
腕は曲げない。肩（肩甲骨）から動いていることを意識。
おなかの緊張感は緩めない。おなか全体の腹筋を意識する。

3. 両腕が上がるところまで上げる

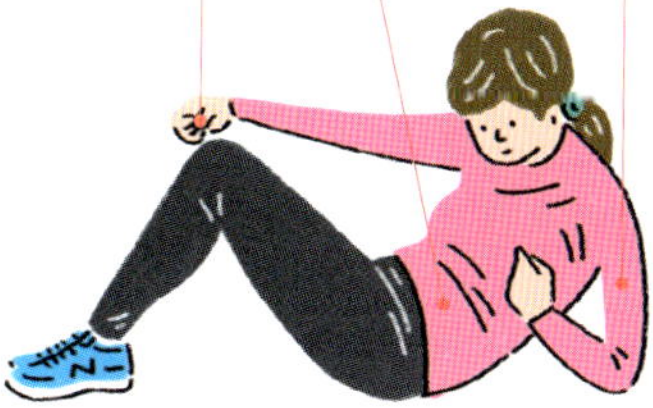
おなかの緊張感は緩めない。おなか全体の腹筋を意識する。
おなかと頭の位置をキープしたまま、ひじだけ後ろに引く。
曲げないほうの手は、膝に軽く添えるとやりやすい。

2. ひじを後ろに引く

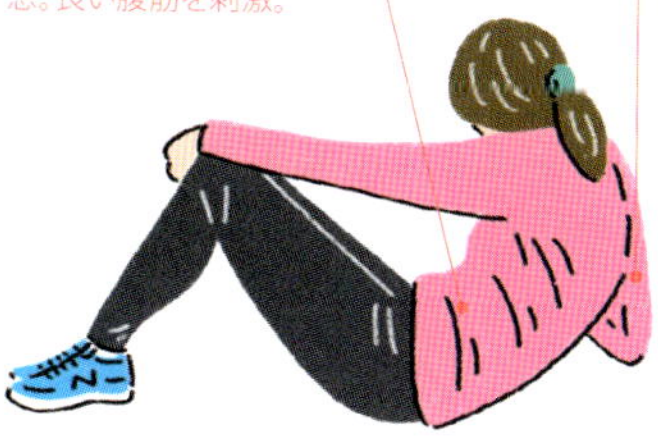
おなかの緊張感は緩めない。おなか全体の腹筋を意識する。
おなかと頭の位置をキープしたまま、もう一方のひじを後ろに。
背骨のななめ後ろまでひじが引けたら理想。長い腹筋を刺激。

3. 反対のひじを後ろに引く

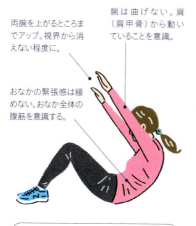

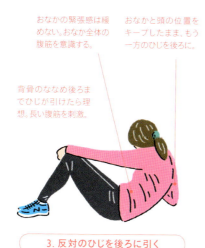

05 広背筋

背中　腕

美しい背中をつくるには、肩甲骨周りをしっかり動かし、コリを解消すること。そして、背中に筋肉をつけることです。シンプルな動きですが気持ちよく、椅子などに座ったままでもできるトレーニングです。

▼EASY

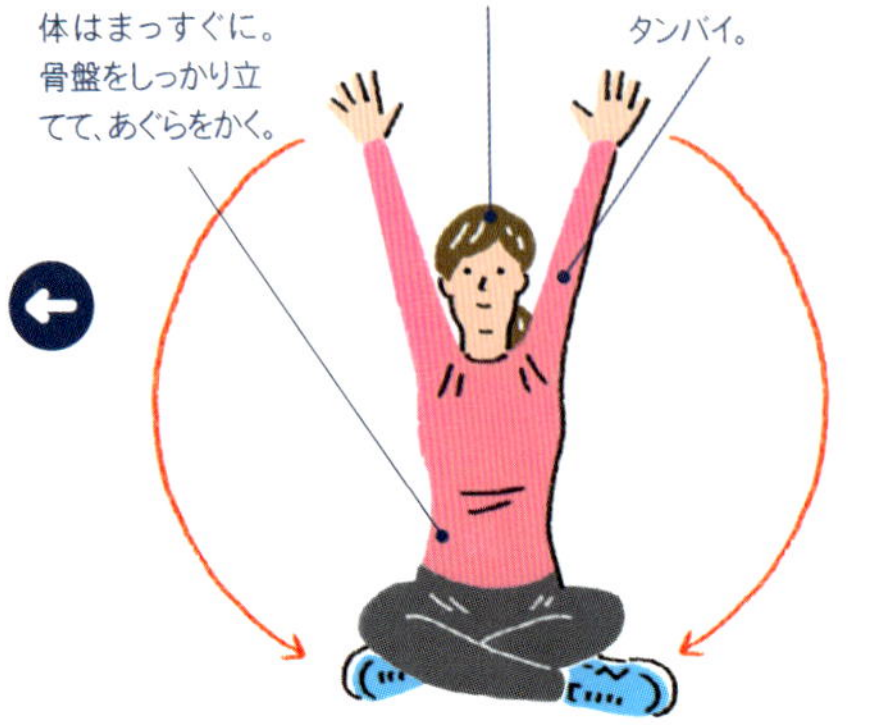

顔は正面に向け、目線は前を向ける。うつむかない。
バンザイをした両腕は指先まで伸ばし、耳の横でスタンバイ。
体はまっすぐに。骨盤をしっかり立てて、あぐらをかく。

1. あぐらをかいてバンザイする

▼HARD

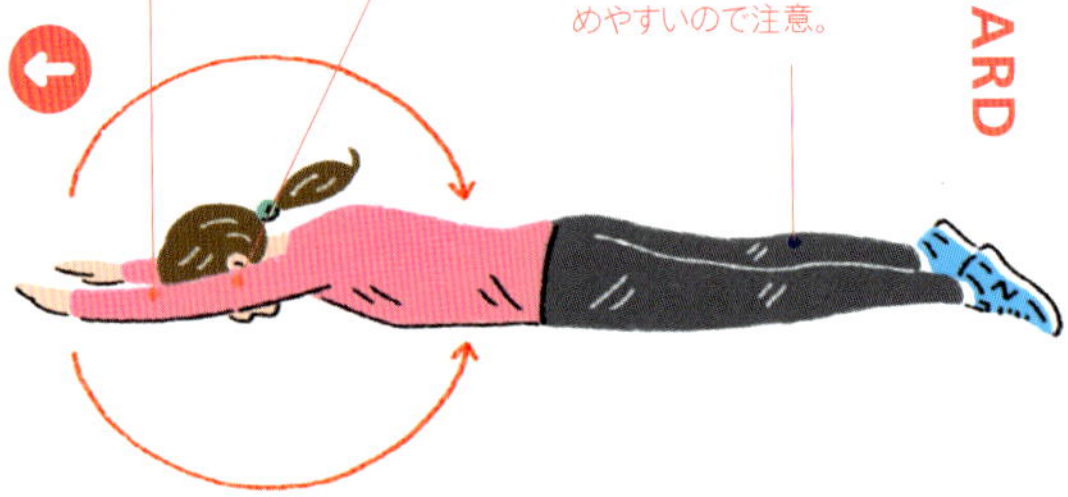

浮かせた腕はできるだけ伸ばした状態に。手のひらは開く。
寝転んだ状態でバンザイをする。両腕は床からやや浮かせる。
足は腰幅くらいに広げる。広げすぎは腰を痛めやすいので注意。

1. うつ伏せでバンザイする

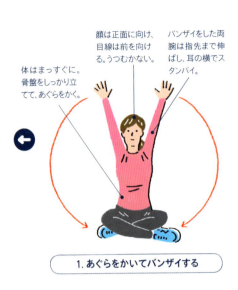

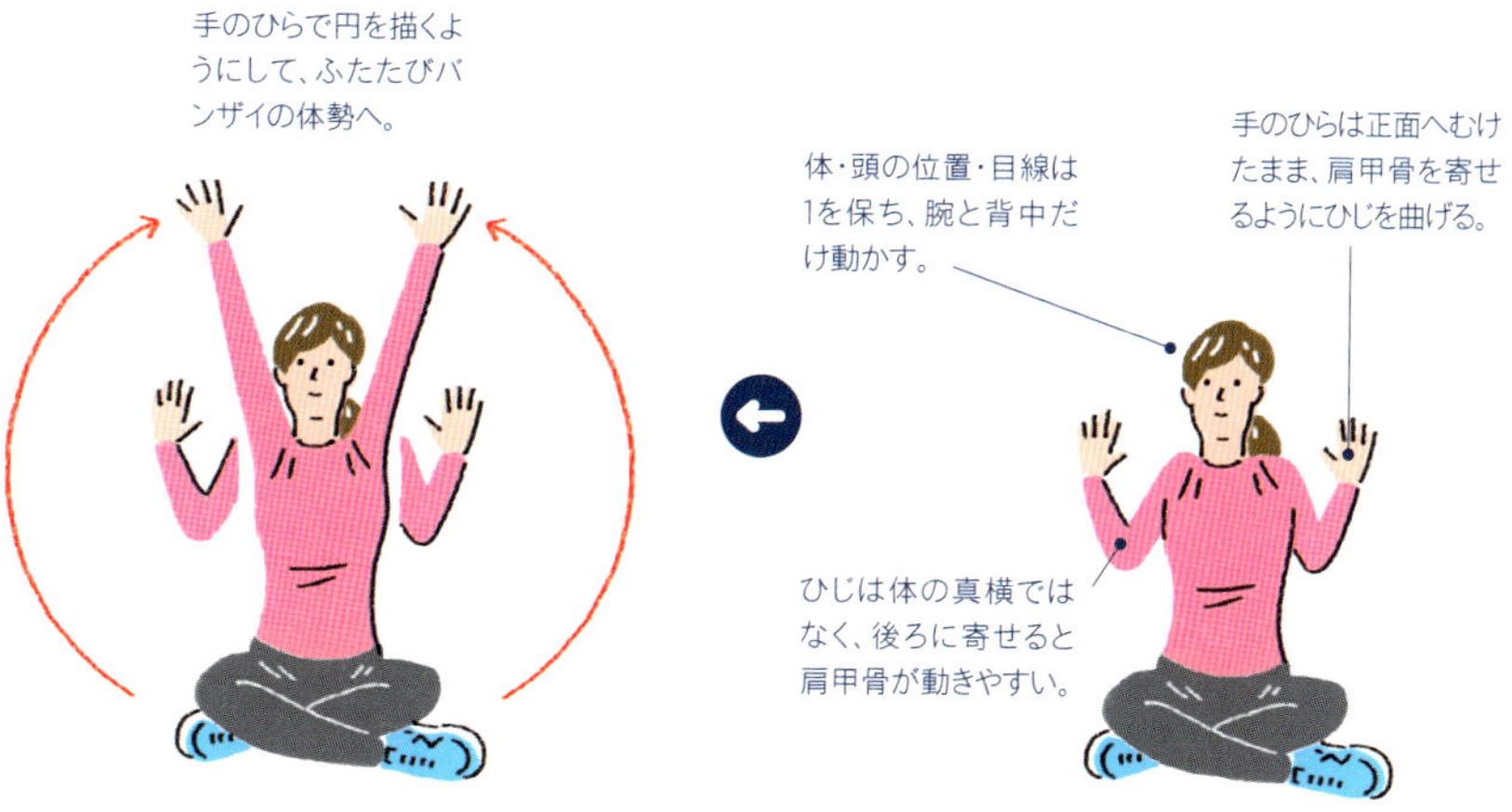

2. ひじを後ろに引く

3. 1に戻る

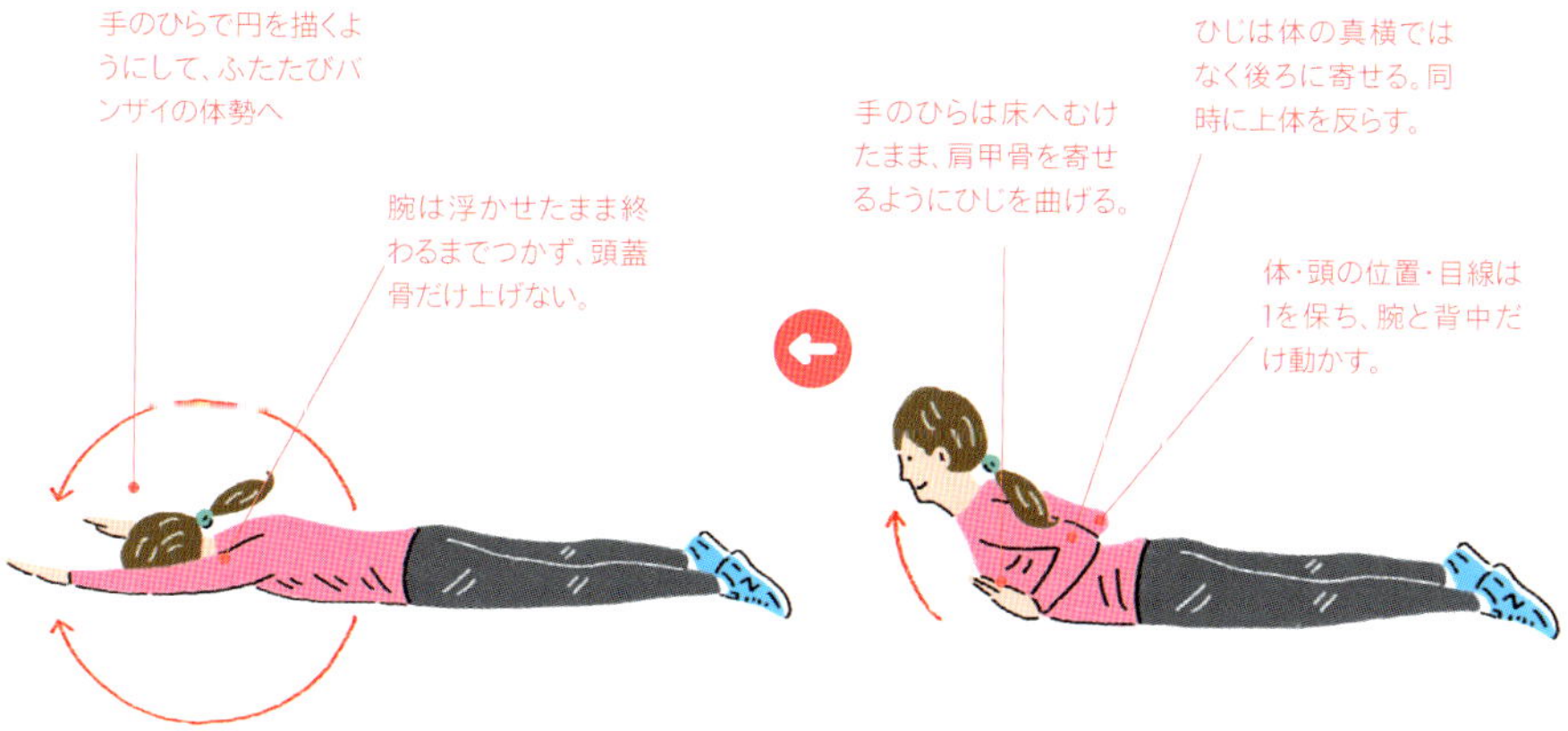

2. ひじを後ろに引きながら体を反らす

3. 1に戻る

血をつくる食材&レシピ

- 女性はさらさらの血より、血を増やすことを意識。
  貧血予防、体温アップ、代謝の活性に。
- 鉄とビタミンCを含む
  パセリや赤色の食材は造血の味方。
- レバーは解毒処理を担う臓器。
  飼育された環境がわからない場合はさける。

解説

女性はさらさらの血よりも、血の量を増やすことを意識しましょう。貧血予防や体温アップ、代謝の活性に役立ちます。

造血にはレバー(肝臓)といわれますが、コレステロール値が高く、解毒処理を担う臓器。成長ホルモンや抗がん剤など、飼育過程で投与された物質が残っている可能性もあるので、さけるほうが無難でしょう。だから私は、野菜での造血を心がけています。なかでもパセリは、ビタミンCと鉄両方豊富に含む、造血のためにあるような野菜です。

また、食材の見た目は栄養素の現れ。たとえば赤身の肉やビーツなど血と似た色の食材は造血に役立ちます。

〈さけるべき食習慣〉

冷たいものをよく飲む、甘く冷たいものを年中食べる、白砂糖や小麦粉などを常食する、夏野菜を秋冬も頻繁に食べるなどはさけます。末端血管まで血が行きづらいと、代謝・体温・免疫力の低下やむくみなどの原因に。

RECIPE MENU

- □ エッグバナナパンケーキ
- □ パセリたっぷり 鶏むね肉とたまごのオイスターソース炒め
- □ 根菜のキムチ鍋
- □ すりおろしれんこんと生姜のとろとろスープ
- □ あさりと玄米のレモンリゾット
- □ 切り干し大根とあさりの豆乳味噌スープ

血をつくる代表的な食材

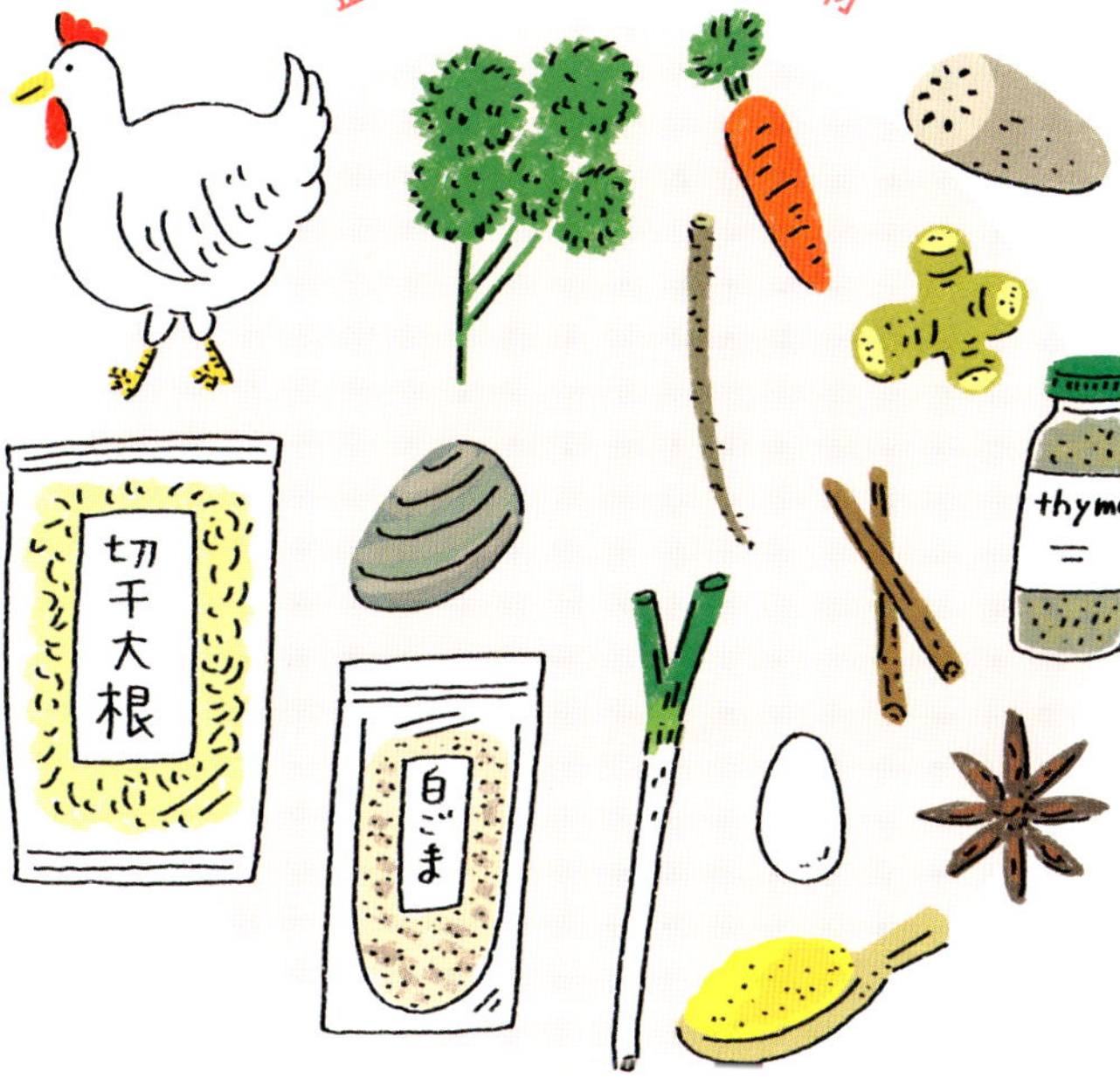

切り干し大根、パセリ、あさりは鉄の含有量が多い。鶏肉やたまご、根菜類（にんじん、ごぼう、れんこん）、スパイス類（生姜、タイム、シナモン、八角、ターメリック、白ごま）と長ねぎは、体を温め末端血管まで血を巡らせる。

髪や爪はケラチンというたんぱく質からできています。爪は血液から酸素と栄養をもらうので、貧血だと薄く弱くなります。また、塩気や刺激物の摂取過多は白髪や抜け毛の原因に。

エッグバナナパンケーキ

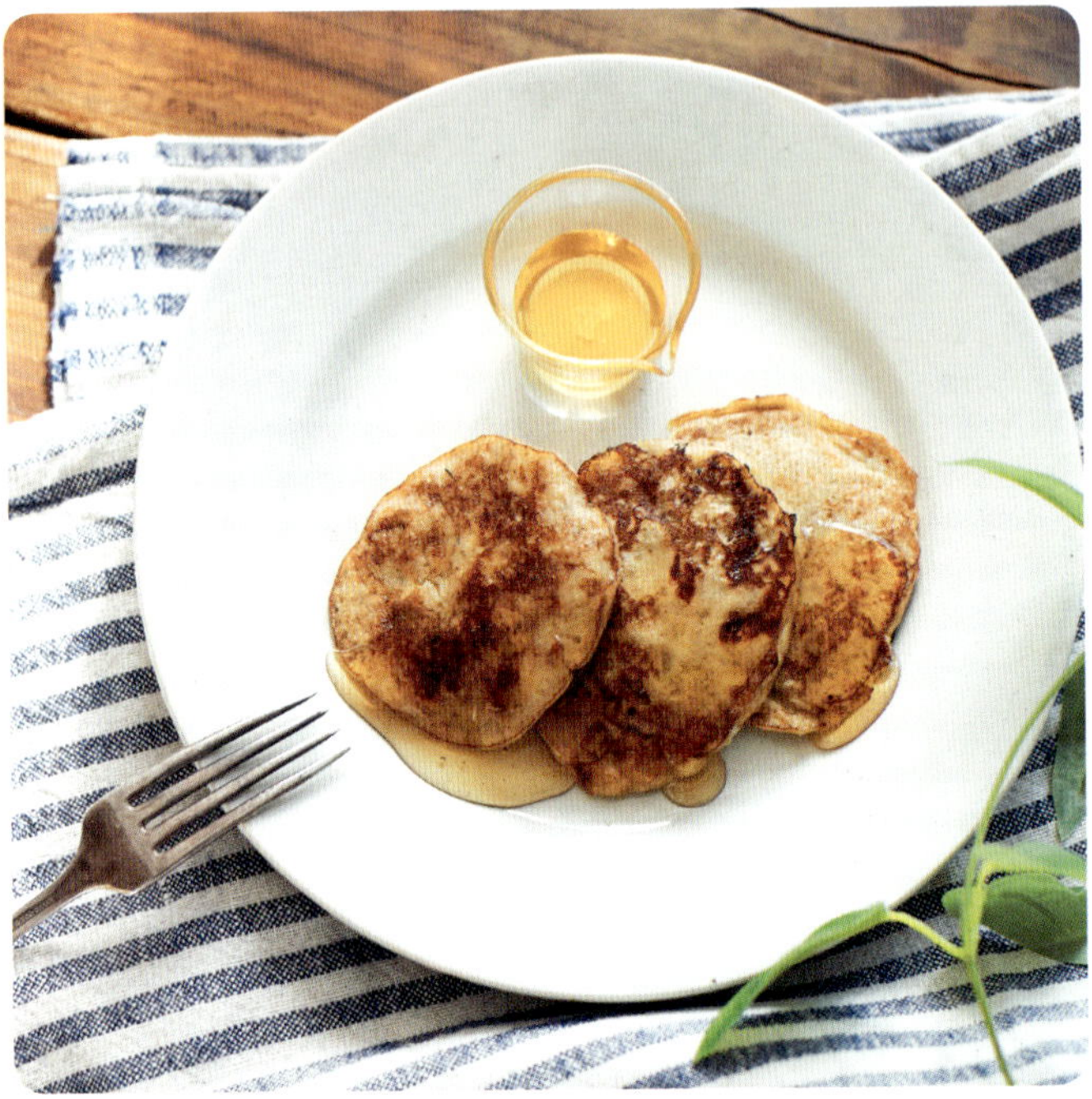

- 皮に斑点があるバナナは使いやすく、免疫力を高める。
- たまご1個には約7.2gもの豊富なタンパク質が。
- 焼き油はすぐにエネルギー源となるココナッツオイルを。

memo

焦げやすく、生地は半生でも食べられるので、焼き目がついたら火を止めます。朝食はもちろん、軽食やスイーツとしてもよいでしょう。

[材料] 1人分

- 大きめのバナナ…1本
- たまご…2個
- ココナッツオイル…適量
- はちみつ…お好みで

[つくり方]

① ボウルに皮をむいたバナナをちぎって入れ、フォークなどで潰す。
② ①にたまごを割り入れ、よく混ぜてなじませる。
③ フライパンにココナッツオイルを熱し、②の生地を直径約10㎝になるように落とす。
④ 弱～中火で片面約1分ずつ焼く。
⑤ 皿に盛り、お好みではちみつをかける。

\ point /

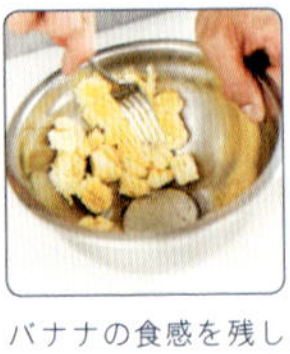

バナナの食感を残したければ、だいたい潰れたらでOK。

艶のある髪・爪

パセリたっぷり鶏むね肉とたまごのオイスターソース炒め

memo
βカロテンが豊富で美肌も期待できるパセリは、料理の飾りにするのはもったいない。サラダの具材としてもいいですよ。

- パセリの鉄分含有量は野菜のなかでもトップクラス。
- 加熱するパセリはさっと火を通し、油がなじめばOK。
- 鶏むね肉は疲労回復を促すイミダペプチドを含む。

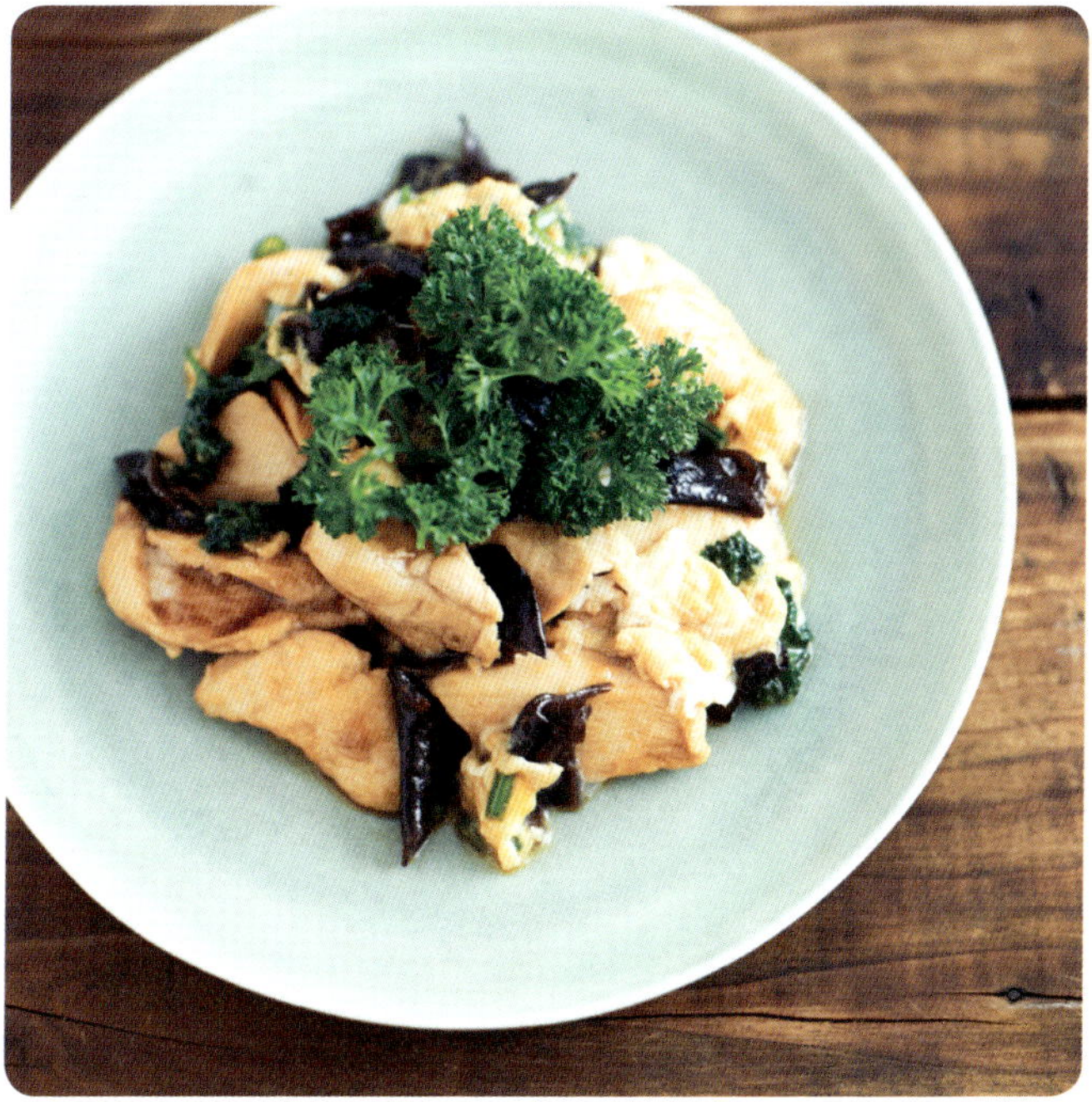

\ point /

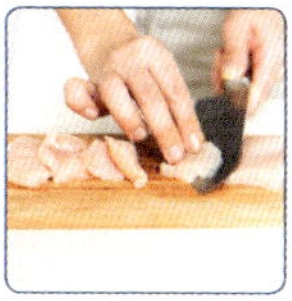

鶏むね肉はそぎ切りすると、短時間でなかまで火が通りやすい

［材料］1人分

- 鶏むね肉（皮なし）…100g（ひと口大のそぎ切り）
- きくらげ（乾）…5g（生の場合は2～3枚。乾物は20分間お湯で戻し、食べやすい大きさに切る）
- パセリ…2～3本（20g分を荒く刻んでおく）
- オイスターソース…小さじ1/2
- たまご…1個（溶いておく）

［つくり方］

1. フライパンで菜種油（分量外）を熱し、弱～中火で鶏むね肉を炒める。
2. 鶏むね肉の表面が白くなったら、きくらげと刻んだパセリを加え、さらに2分ほど炒める。
3. オイスターソースを加え、味がなじんだらたまごをまわし入れ、5秒程度で火を止める
4. 皿に盛り、残りのパセリをのせる。

体温が高いのは巡りがよい証。白砂糖や小麦粉など、精製された糖質の過剰摂取やストレスは体温低下を招きます。無糖のホットドリンクや根菜類などで温めましょう。

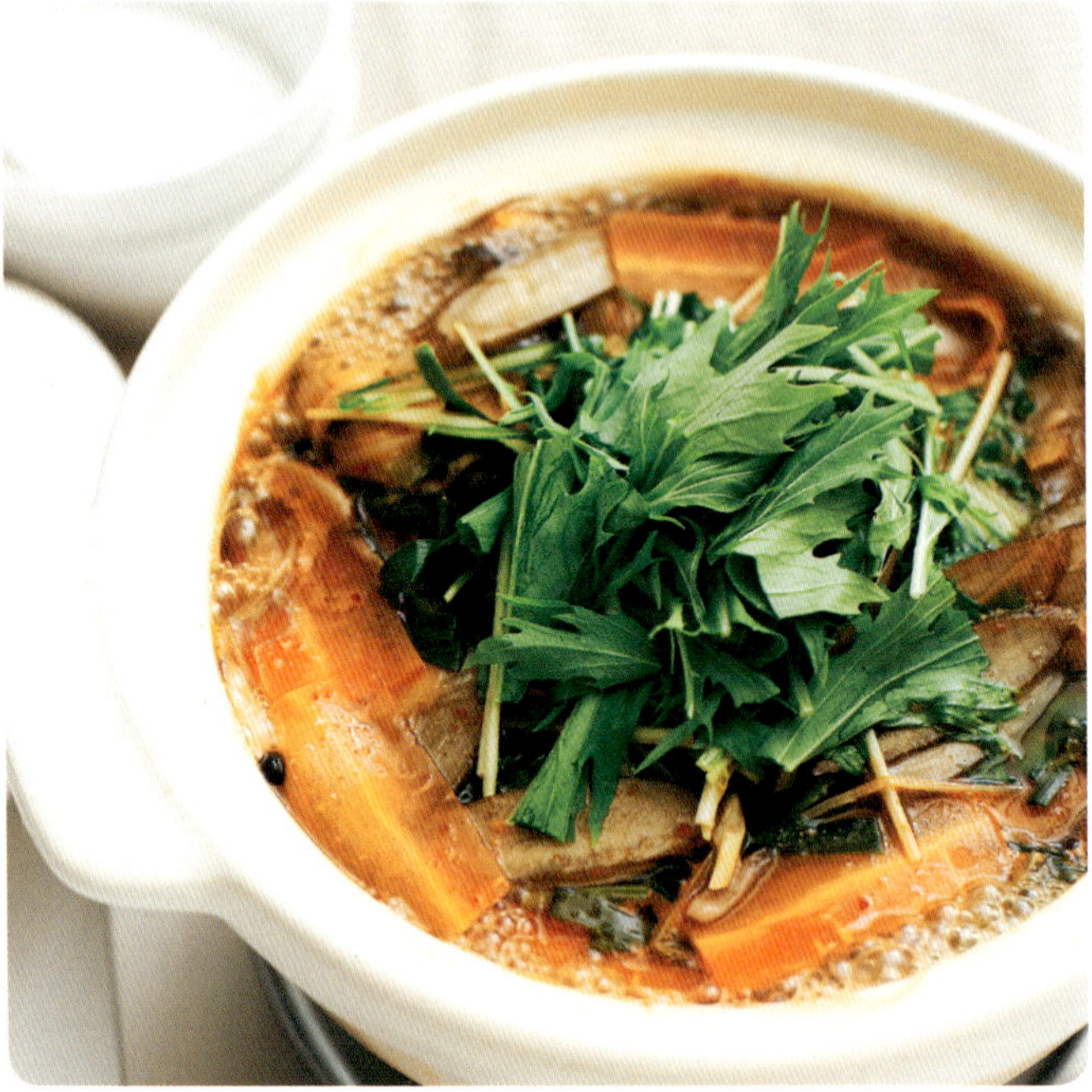

根菜のキムチ鍋

- ごぼうやにんじんなど、秋冬が旬の根菜類は体を温める。
- 豚肉や豆腐に多く含むビタミンB1が糖質をエネルギーに。
- ビタミンB1はにらやキムチと食べると吸収されやすい。

memo
鍋は〆まで食べ、スープも残さずに。ビタミンB1が豊富な玄米ごはんお茶碗1杯、溶きたまご1個、ごま・刻みねぎなどをお好みで。

［材料］2人分

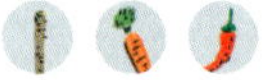

〇スープ　・だし…300ml（P23参照）
・みりん…大さじ3強　・酒…大さじ3強
・醤油…大さじ1　・砂糖（お好みのもの）…大さじ1/2

〇具材　・にんじん…1/3本（短冊切り）
・ごぼう…20cm（スライス）・長ねぎ…1/2本（スライス）・きのこ類…1/2パック（石づきを取りバラす）・生姜…スライス2〜3枚
・キムチ…100g ・水菜…2束（5cmの長さに切る）・豆腐…1/2丁（食べやすい大きさに切る）・にら…1/2束（5cmの長さに切る）

［つくり方］

① スープの材料をすべて鍋に入れる（だし用の昆布、干し椎茸ごと）。
② ①へにんじん、ごぼう、長ねぎ、きのこ類、生姜を加え、蓋をしてやや強火で煮込む。
③ ②の具材に少し火が通ってきたところで、キムチを加える。アクが出てきたらすくう。
④ ③に火が通ったら豆腐、水菜、にらをのせる。蓋をし、3分間ほど中火にかける。

＼point／

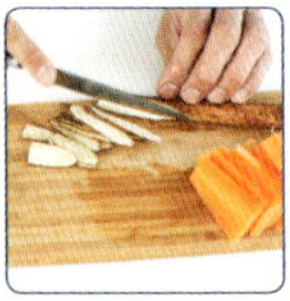

根菜類は均等なサイズでスライス。火の通りがよく時短になる。

ポカポカの体

すりおろしれんこんと生姜のとろとろスープ

memo
とろみがあると、スープ自体の保温効果も持続します。夏でも冷えるという人は、とろみのある汁物も積極的に食べてみよう。

- 長ねぎには血行促進のはたらきが。
- れんこんは体を温めるほか、免疫力を高め、美白へ導くビタミンや、抗アレルギー物質も含む。

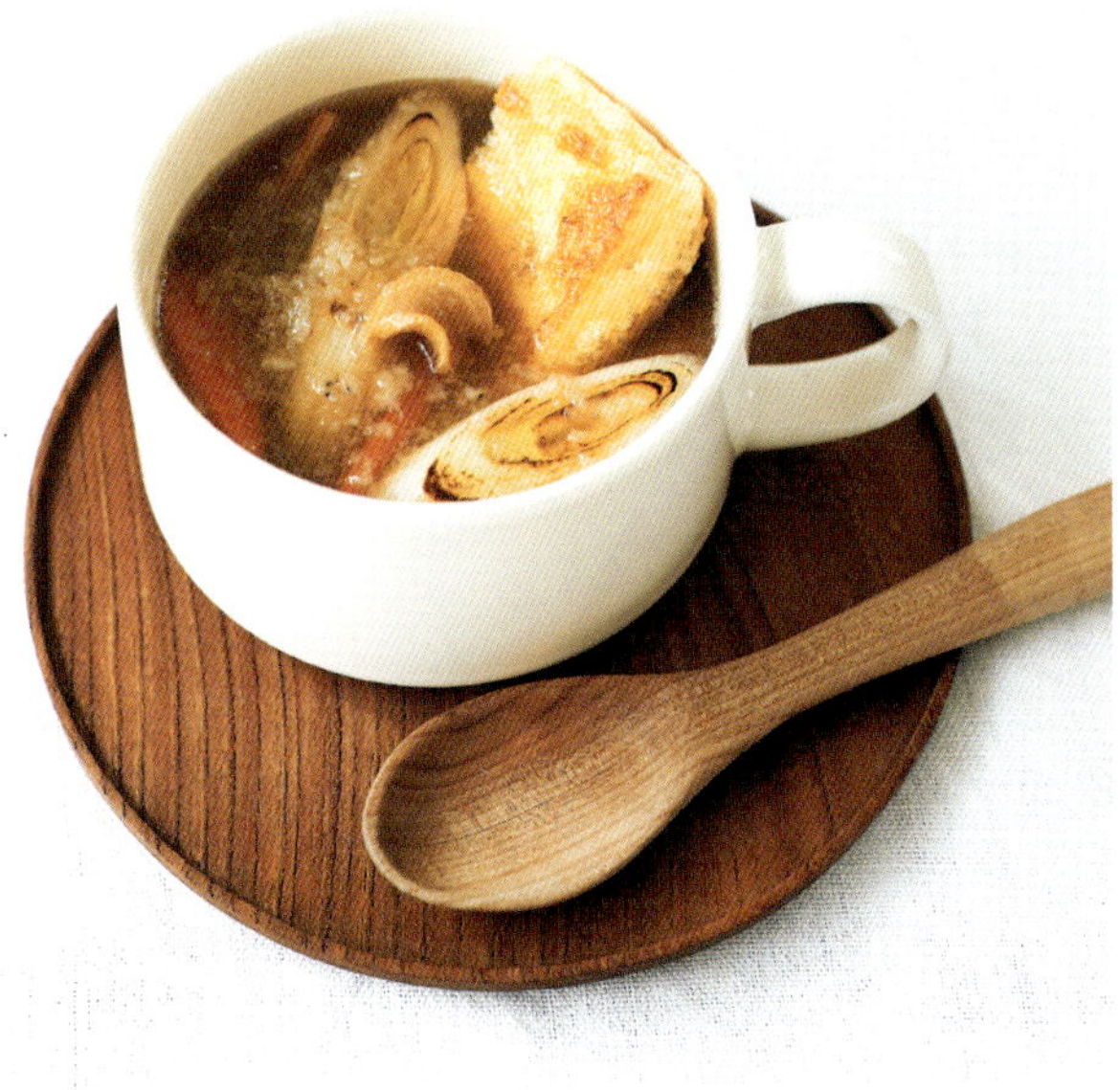

[材料] 1人分

- 油揚げ…1/5枚(油抜きしておく)
- 長ねぎ…2〜3枚(1cmほどに斜め切り)
- だし…180ml(P23参照)
- れんこん…2cm(すりおろしておく)
- 生姜…スライス3枚(乾燥させておく)
- にんじん…スライス3〜4枚
- 醤油…小さじ1
- 塩…少々
- ゆずの皮…適量(なくてもよい)

[つくり方]

① フライパンで油揚げ、長ねぎを軽く焦げ目がつくまで素焼きする。
② 鍋にだしを注ぎ、れんこん、生姜、にんじんを加え、やわらかくなるまで弱〜中火で5分ほど煮込む。
③ 火を止め、醤油、塩で味を整える。
④ ③を器に注ぎ、①の油揚げと長ねぎを添える。お好みでゆずの皮を加えても。

\ point /

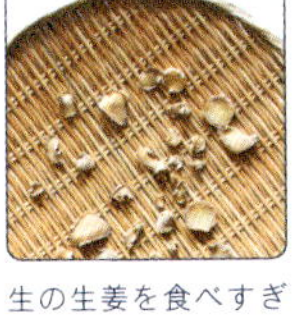

生の生姜を食べすぎると体を冷やすので、天日干しして使う。

造血に欠かせない鉄は、一緒にビタミンCを摂ると吸収が促されます。一方、コーヒーや紅茶、緑茶、赤ワインなどに含まれる渋み成分のタンニンは、鉄の吸収を妨げるはたらきが。

あさりと玄米のレモンリゾット

- あさりは貧血予防によい亜鉛、鉄、ビタミンB12が豊富。
- 鉄はビタミン類やたんぱく質と一緒に摂るとよい。
- 玄米でつくることで、白米より鉄の吸収率が高まる。

memo
ミネラルやビタミン、食物繊維など、栄養素を豊富に含む玄米。硬さが苦手な人や上手に炊けなかったときも、リゾットなら食べやすい。

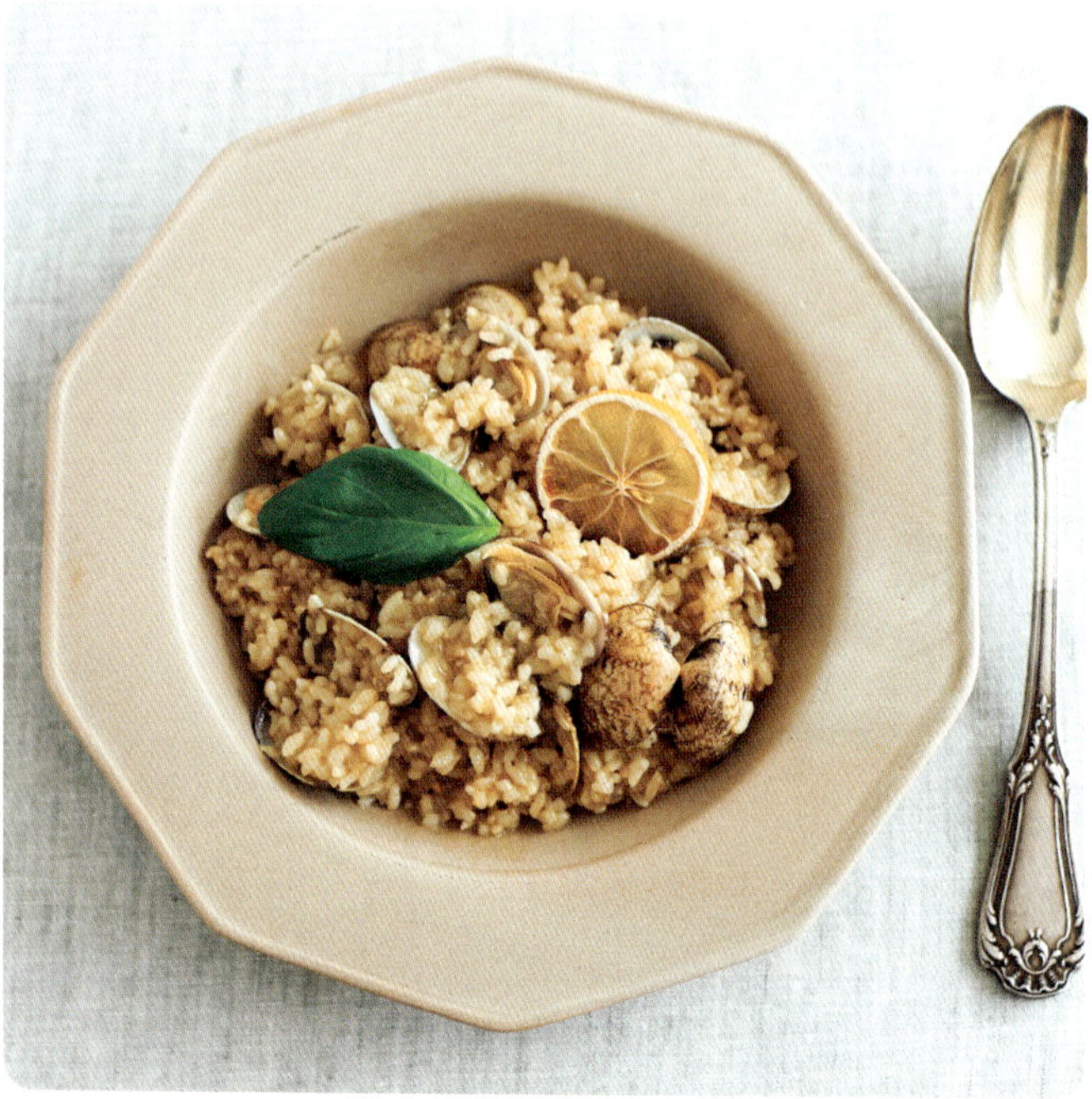

[材料] 1人分

- あさり…10粒（砂抜きしてよく洗う）
- だし…100ml（P23参照）
- 白ワイン…大さじ2
- にんにく…1片（みじん切り）
- 玄米ごはん…お茶碗1杯分
- お好みの味噌…小さじ1
- 塩…少々　・レモン果汁…小さじ2
- バジル…1枚（なくてもよい）
- オーブンで乾燥させたレモン輪切り…1枚（なくてもよい）

[つくり方]

1. フライパンにあさり、だし、白ワイン、にんにくを入れ、蓋をして中～強火で煮立たせる。
2. あさりの口が開いたら、玄米ごはんを加えて混ぜ合わせる。
3. 火を止め、味噌、塩で味を整え、レモン果汁を加えて混ぜ合わせる。
4. 皿に③をよそい、バジルと輪切りのレモンを飾る。

\ point /

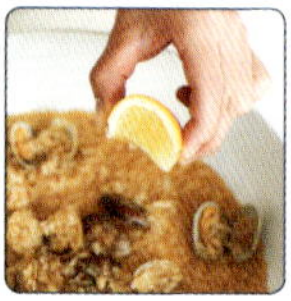

貧血予防

切り干し大根とあさりの豆乳味噌スープ

- 切り干し大根とあさりは鉄が豊富。
- 切り干し大根はいいだしが出る万能食材。
- ハーブ類やセロリを加えると風味が増す。

memo 豆乳は煮立たせると分離してしまうので、ふつふつしはじめたらすぐに火を止めます。味噌と相性がよく、こっくりした味わいに。

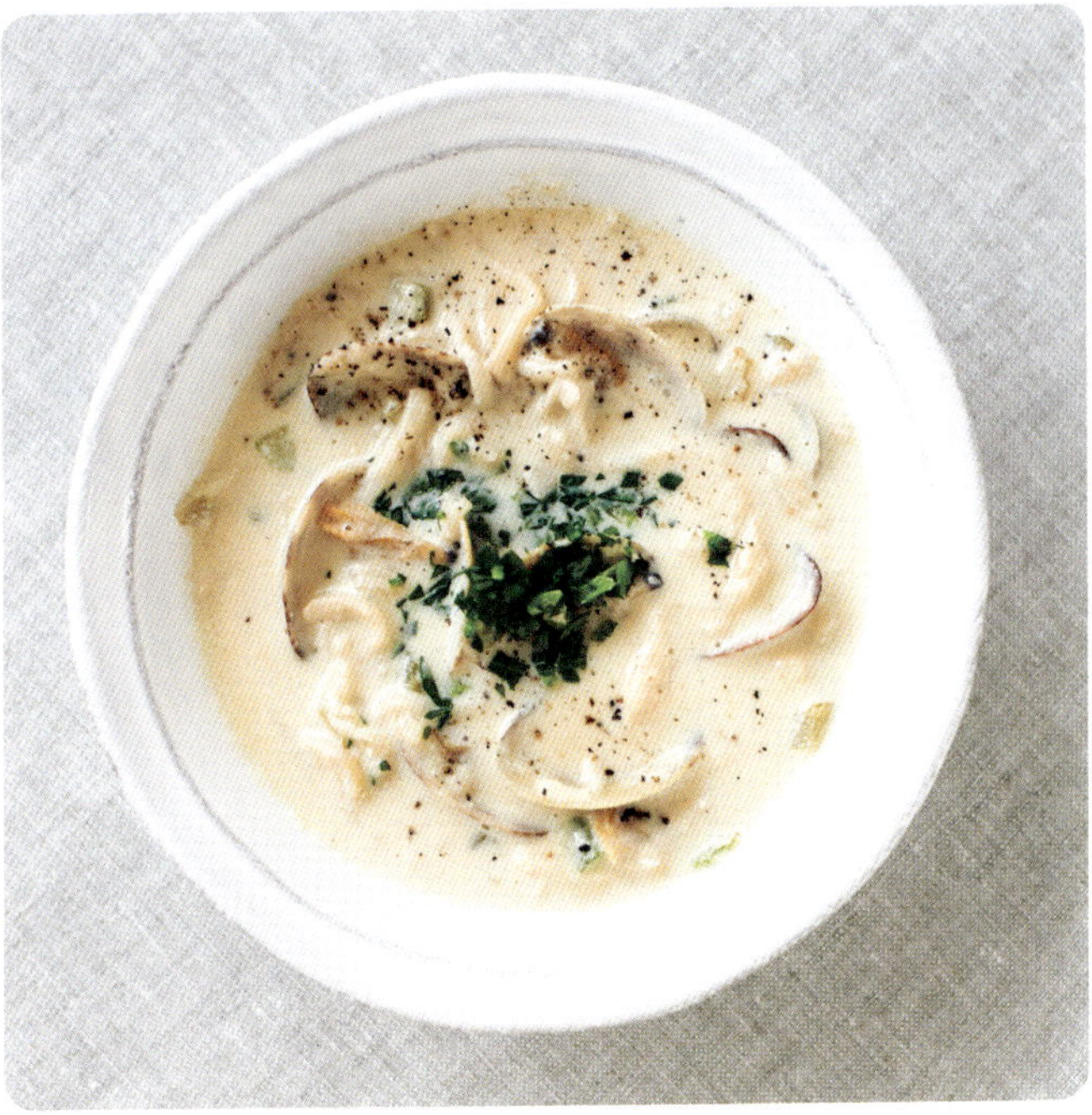

[材料] 1人分

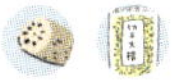

- 切り干し大根(乾) …大さじ1(軽く洗って20分間ほど水で戻す。戻し汁も100ml使用)
- あさり…10粒(砂抜きしてよく洗う)
- セロリ…7cm位(スライス)
- 白ワイン…大さじ1
- オリーブオイル…小さじ1
- にんにく…1/2片(みじん切り)
- 塩…少々　・豆乳…100ml
- 水…200ml　・お好みの味噌…小さじ2
- セロリの葉…適量(みじん切り)
- ブラックペッパー…適量

[つくり方]

① フライパンに切り干し大根の戻し汁、あさり、セロリ、白ワイン、オリーブオイル、にんにく、塩を入れ、蓋をして中火で2分間蒸す。
② 切り干し大根を食べやすい大きさに刻み、①に加える。
③ 豆乳、水を加え、煮立つ直前に火を止めて味噌で味を整える。
④ 器によそい、セロリの葉、ブラックペッパーをのせる。

\ point /

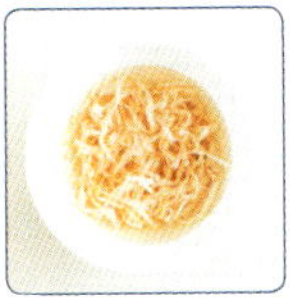

切り干し大根を戻すコツは、水の量をひたひたにすること。

美肌に導く食材&レシピ

- 潤いのある肌は若々しい印象を与える。
- みずみずしい葉物野菜を生で食べることで細胞にも潤いを与える。
- 小松菜はコラーゲンの生成を助ける。
- モロヘイヤは美容によい栄養素が豊富。

解説

年を重ねても若々しくいる秘訣は、体内水分量にあり。それは潤いのある肌につながります。また、肌の生成に必要なコラーゲンも、サプリメントではなく食事から補いましょう。

私はフレッシュな葉物野菜を積極的に食べます。体内の細胞をみずみずしく保つ力があり、水分量が多い生の状態で食べるのがベスト。おすすめはコラーゲンの生成を助ける小松菜のサラダです。また、夏野菜のモロヘイヤは、紫外線の強い時期に摂りたい食材。野菜のなかでもトップクラスの栄養価を誇り、ビタミン類も豊富で美容面にも期待できます。さらに、じゃこなどカルシウムも豊富な食材でイライラを溜めないことも、精神的な肌荒れ予防に。

〈さけるべき食習慣〉

肌のターンオーバーを邪魔する食材はさけましょう。化学調味料や質の悪い脂質は肌荒れの原因に。また、パンやクッキーなど焼いた粉物は、消化吸収しにくく栄養素の吸収を妨げる面も。

RECIPE MENU

- □ モロヘイヤとオクラのネバネバ丼
- □ にんじんとごぼうのスチームきんぴら
- □ 小松菜ドーナッツ
- □ 小松菜の手まり寿司

美肌に導く代表的な食材

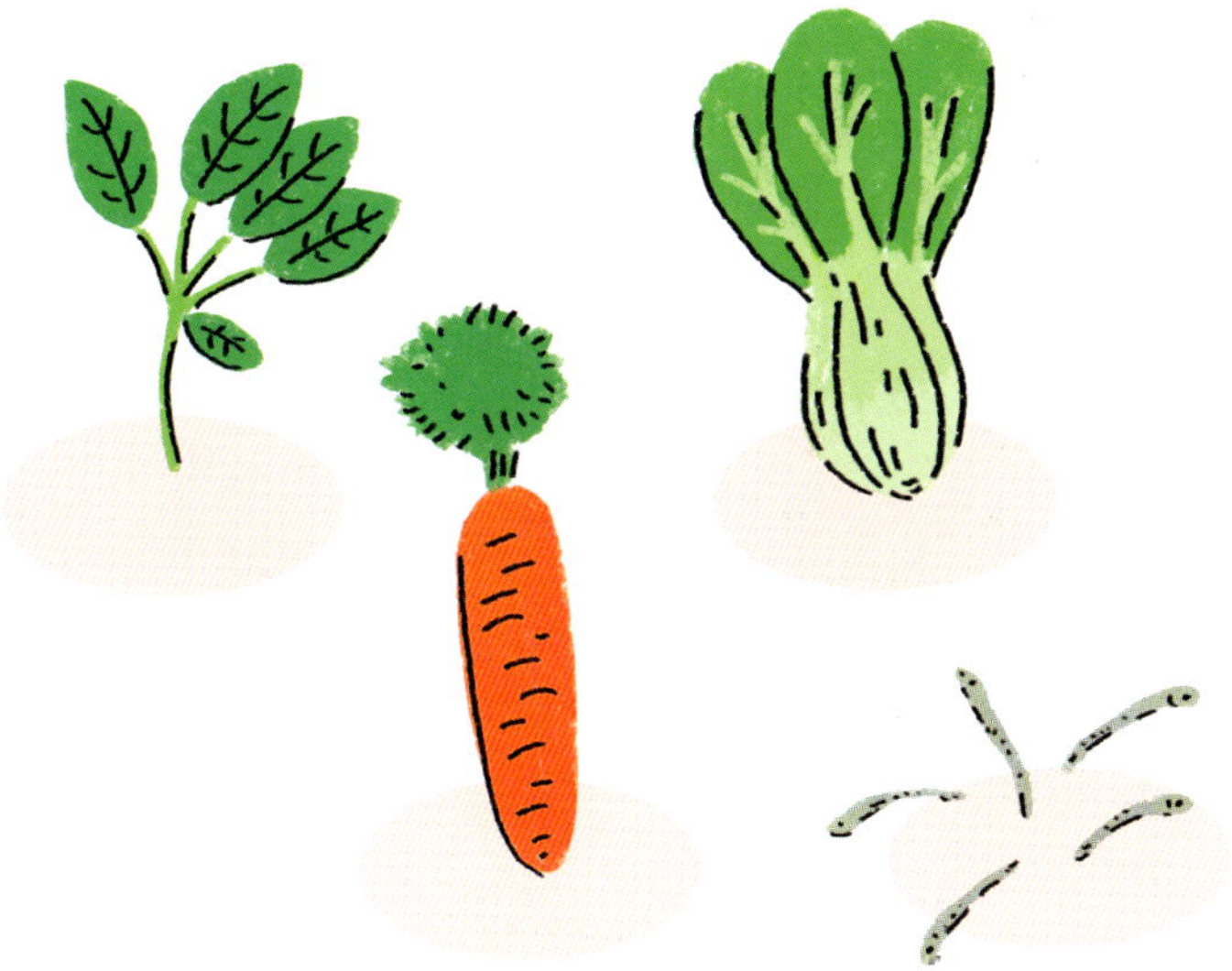

にんじん、小松菜、モロヘイヤは美容にうれしいβカロテンやコラーゲンなどの栄養素が豊富に含まれている。頭から尻尾まで丸ごと食べられるじゃこは、コラーゲンとカルシウムがたっぷり摂れる。

にんじんやモロヘイヤに豊富なβカロテンは、食物繊維と一緒に摂ることで肌に透明感を与えます。

ビタミンC・Eなども一緒に摂れば、抗酸化作用も加わり老化の防止に。

モロヘイヤとオクラのネバネバ丼

memo お好みで納豆や梅干しなどを加えれば、スポーツ後のリカバリーにも。じゃこにほどよい塩気があり、味付けはとくになくてもOKです。

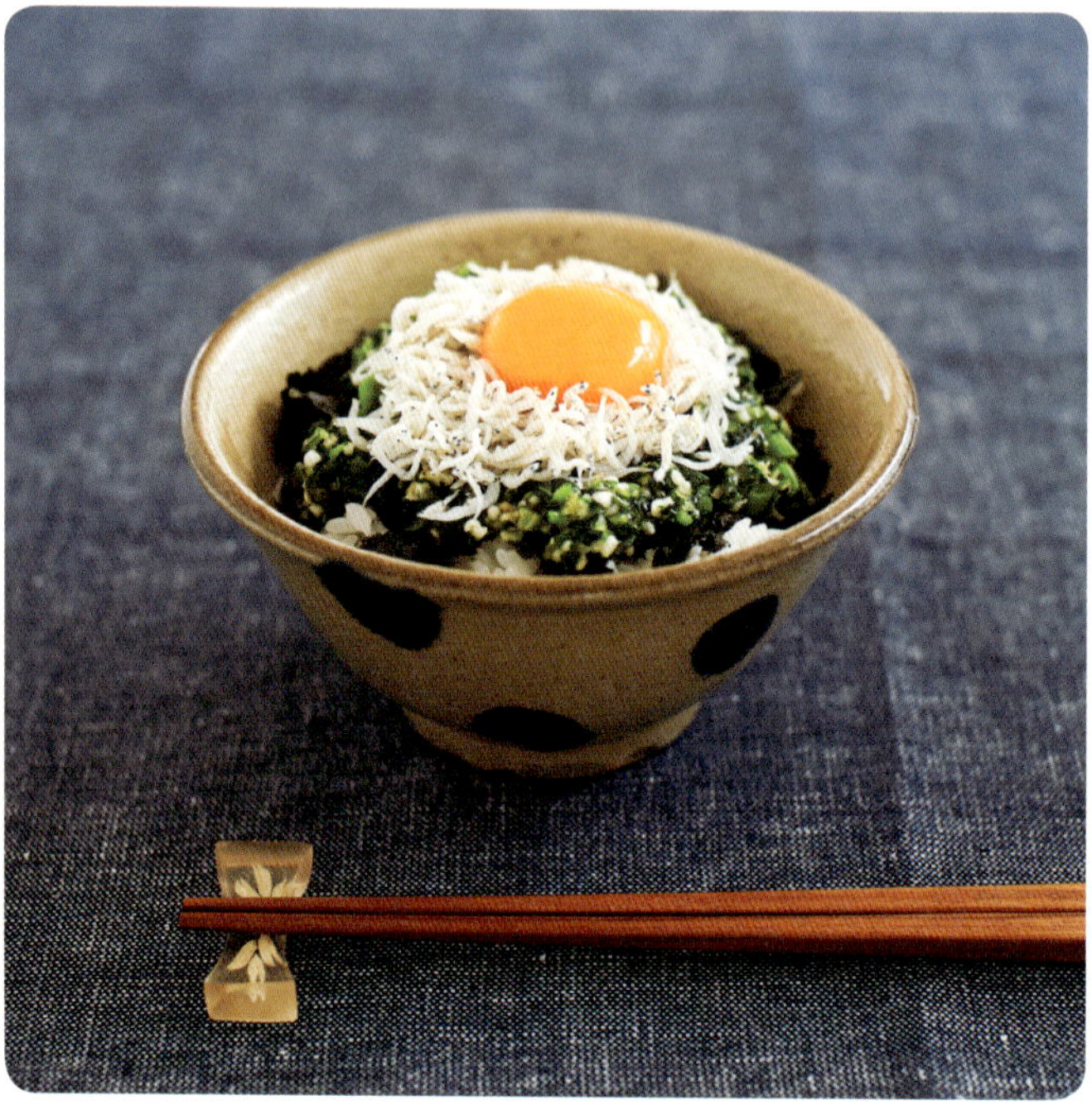

- クレオパトラも愛したモロヘイヤは美容成分のかたまり。
- ネバネバが潤いのあるもちもち肌へと導く。
- 茹でた葉物野菜は栄養素が逃げるので水にさらさない。

［材料］1人分

- モロヘイヤ…1/4束（硬い茎から湯に入れ、やわらかくなるまで茹でる）
- オクラ…3本
- ごはん…茶碗1杯
- 海苔…1/2枚（細かくちぎる）
- じゃこ…大さじ1強
- 卵黄…1個

［つくり方］

① モロヘイヤとオクラをねばりが出るまで包丁で刻む。
② 茶碗によそったごはんに、海苔、①、じゃこ、卵黄の順にのせる。

＼point／

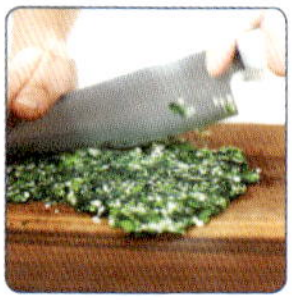

ねばり成分のムチンは胃の粘膜を守る。刻む荒さはお好みでOK。

肌の透明感アップ

にんじんとごぼうのスチームきんぴら

- にんじんは栄養素の豊富な皮ごと使う。
- ごぼうは腸の善玉菌を増やすなど美肌によい。
- じっくり加熱すると野菜本来の甘みが出る。

memo
野菜の皮は人間でいう皮膚。外部刺激から守るはたらきがあり、肌を整えたいときに意識して食べます。とくににんじんはおすすめ。

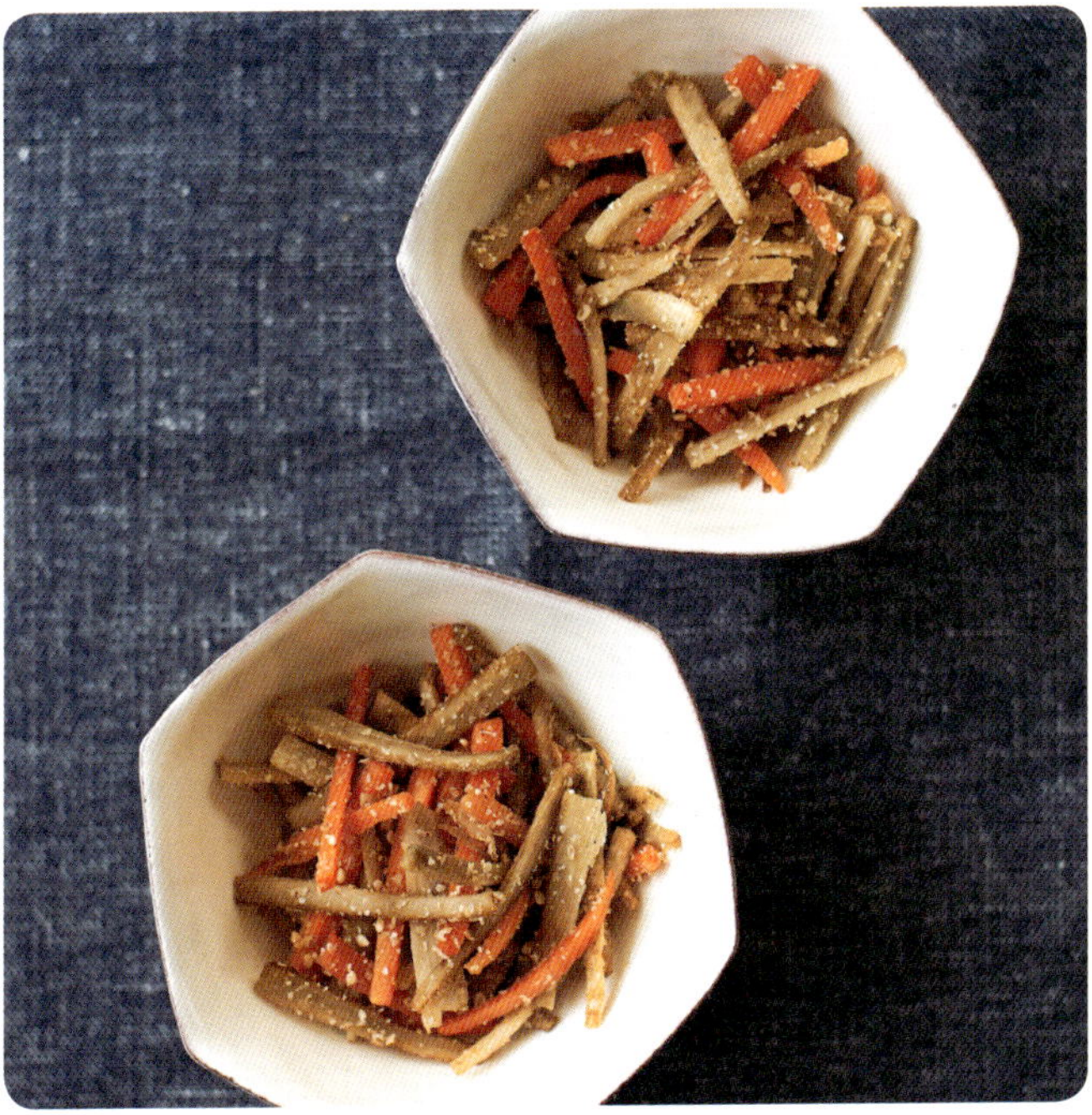

［材料］つくりやすい分量

- ごぼう…1本（包丁の背で皮を剥く）
- にんじん…1本（5cmの長さにカットし、細切り）
- 酒…小さじ1
- 醤油…小さじ1
- すりごま…小さじ1

［つくり方］

① ごぼうを5cmの長さにカットし、細切り。すぐに水を入れたボウルにつける。
② ①の水を切り、フライパンに広げる。大さじ1杯程度（分量外）の水を加えて、弱火にかける。
③ 箸を入れる回数は最低限に、ごぼうの香りが甘くなってくるのを嗅ぎながら観察。焦げつきそうになったらごく少量の水を加えつつ、5分ほどじっくり炒める
④ にんじんを加え、同じように甘い香りに変化したら、酒、醤油を加えて味をなじませる。火を止め、すりごまを和える。

＼point／

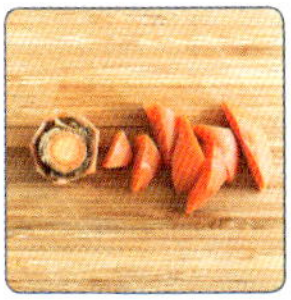

にんじんはヘタ周辺がとくにおいしい。余すことなく使おう。

唇も肌のひとつ。カサカサするのは外気の乾燥だけが原因ではないかも。肌の水分補給によいビタミンやコラーゲンなどが豊富なものを食べて、体の内側からふっくら潤いましょう。

小松菜ドーナッツ

memo ベーキングパウダーはアルミフリーやミョウバン不使用のものを選びます。また、じゃこを混ぜると甘じょっぱく、だしのきいた和風に。

- 小松菜は皮膚や粘膜を強化するビタミンAが豊富で、プロリンというコラーゲンの主要成分の一種も含む。
- コラーゲンは骨や血管、臓器を構成する大切な原料

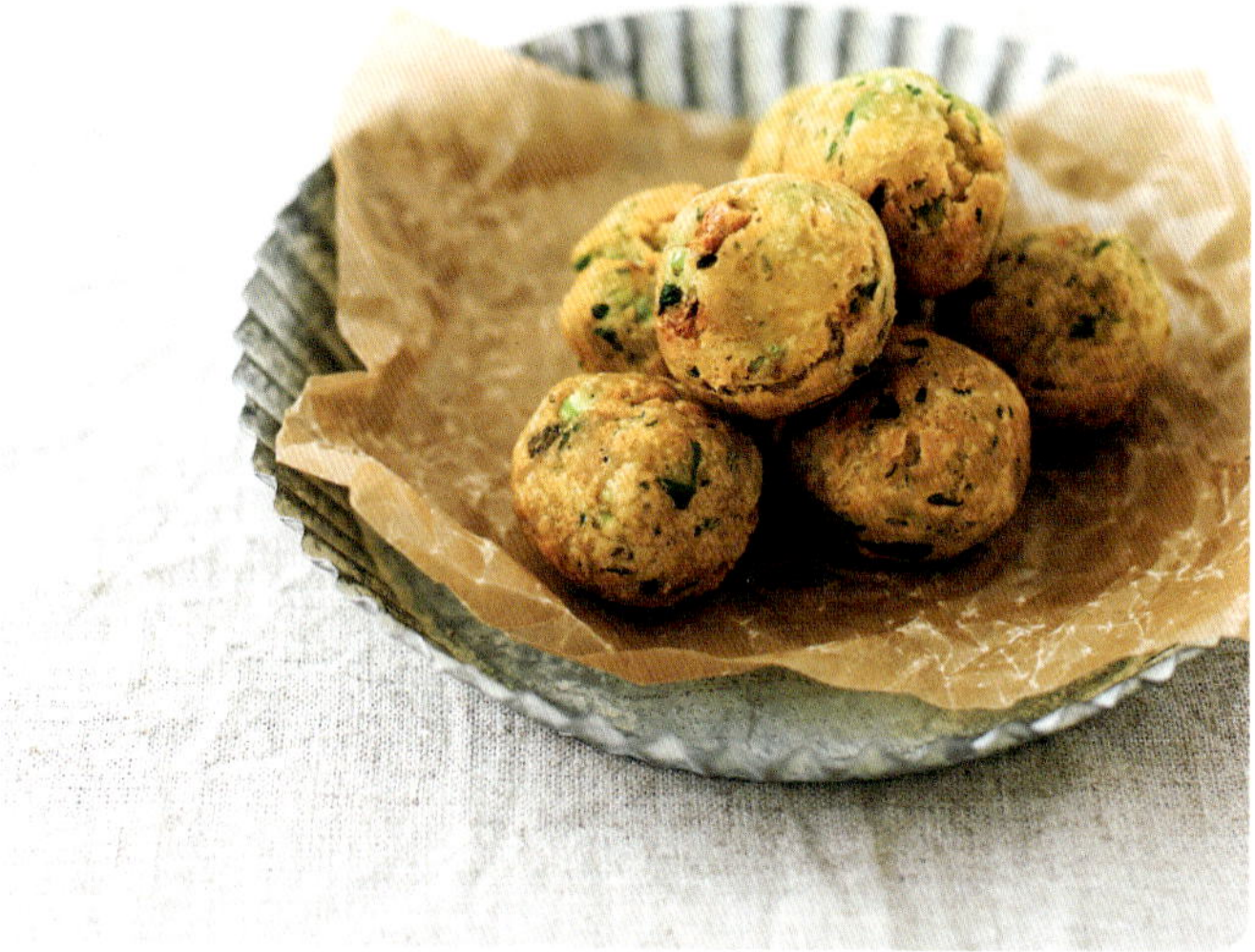

[材料] つくりやすい分量

- 小松菜…2〜3枚(みじん切り)
- 上新粉…大さじ2と1/2
- ベーキングパウダー…小さじ1
- おからパウダー…1/2カップ
- 米油…小さじ2
- 米粉…1/2カップ
- たまご…1個
- きび砂糖…大さじ1
- 水…150ml

[つくり方]

①すべての材料を合わせる。力を入れたりこねたりするのではなく、切るようにして空気を含ませながら生地にまとめ、直径2.5cmほどのボール型に丸める

②米油(分量外)を鍋の鍋底から5mmほどの高さまで注ぎ、加熱する。菜箸を入れて気泡が上がってきたら揚げどきの目安。

③①を重ならないように揚げ油へ入れ、まんべんなく火が通るように、返しながら揚げ焼きする。

④表面がきつね色になったら取り出す。

\ point /

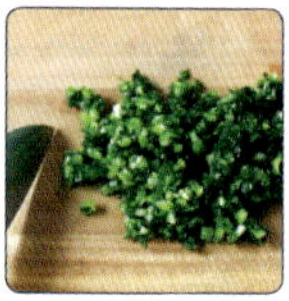

小松菜は水気が出るくらい刻む。ジューサーで撹拌しても。

潤いのある肌と唇

小松菜の手まり寿司

memo
朝は顔を洗う前に肌質を観察します。肌はその日の体調や腸内環境を映しだす、鏡のようなもの。輝く肌には宝石以上の価値がある！

■ 肌の乾燥やくすみには小松菜がてきめん。
■ 小松菜は加熱しすぎるとビタミンCが50％近く減る。〝さっと〟火を通すことがコツ。

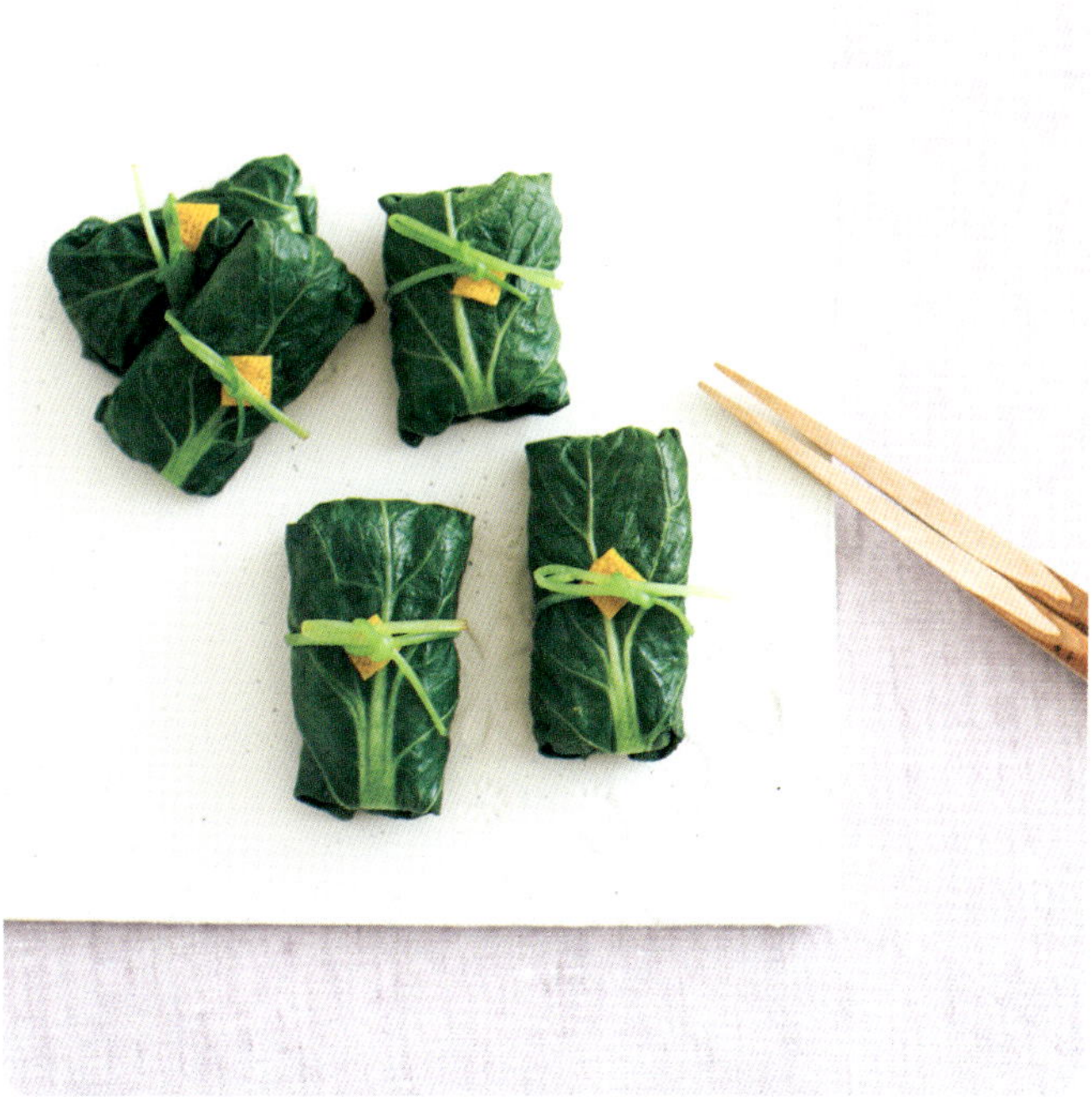

＼point／

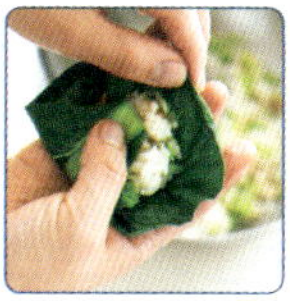

かたい茎のあるほうから内側に折り込むと、包みやすくなる。

［材料］1人分

- 小松菜…4枚（さっと茹でる）
- すし飯…1/2カップ
- 梅干し…1個（種を出して実を細かくカット）
- 三つ葉…4本（さっと茹でる）
- ゆずの皮…1cm角4枚（なくてもよい）

［つくり方］

①小松菜を葉と茎に分け、茎は5mm幅に切る。
②すし飯に①の茎と梅干しを混ぜ、4等分する
③①の葉に②をのせ、葉の下部→葉の上部→左右の葉の順にたたみ、包む。
④三つ葉で③を結わえる。お好みでゆず皮を中央にのせる

おなかにきく食材＆レシピ

- おなか周りの改善は、**腸内の掃除**から。
- **生野菜や果物の酵素**は腸内環境を整える。
- とくに**生の大根**は、おなか周りをすっきりさせたい人にもってこいの食材。
- **たんぱく質とビタミンE**は体を温める。

解説

便秘やぽっちゃりからの脱却、腹筋をつけたい。さまざまなおなかの願いを叶えるには、まず腸を掃除して、しっかり消化吸収できる腸内環境を整えること。そして、内側から温めます。

具体的には、食物繊維豊富なきのこ類や葉物野菜で掃除すること。そして、酵素を含む生野菜や果物、発酵食品で腸内の善玉菌を増やします。とくに生の大根は酵素が豊富。サラダやおろしがいいですね。そのうえで、鮭や鶏ささみ、ナッツ類などで、体を温めるたんぱく質や血流をよくするビタミンEなどを摂りましょう。

腸内は部屋のように、余計なものがあっては乱れる一方。まずはベースを整えて、必要な栄養素を入れることが、最善で最短の道だと思うのです。

〈さけるべき食習慣〉

マーガリンやショートニングは悪玉コレステロールを増やし、便秘を引き起こします。また、食品添加物の保存料は腸内の善玉菌まで殺してしまうとも。

RECIPE MENU

- □ レタスのぽかぽかごま味噌汁
- □ きのこのジューシーステーキ おろしポン酢添え
- □ 鮭ときのこの豆腐グラタン
- □ 3分でできるなめたけ
- □ 鶏ささみとキャベツのカレーソース
- □ ナッツの野菜水餃子

おなかにきく代表的な食材

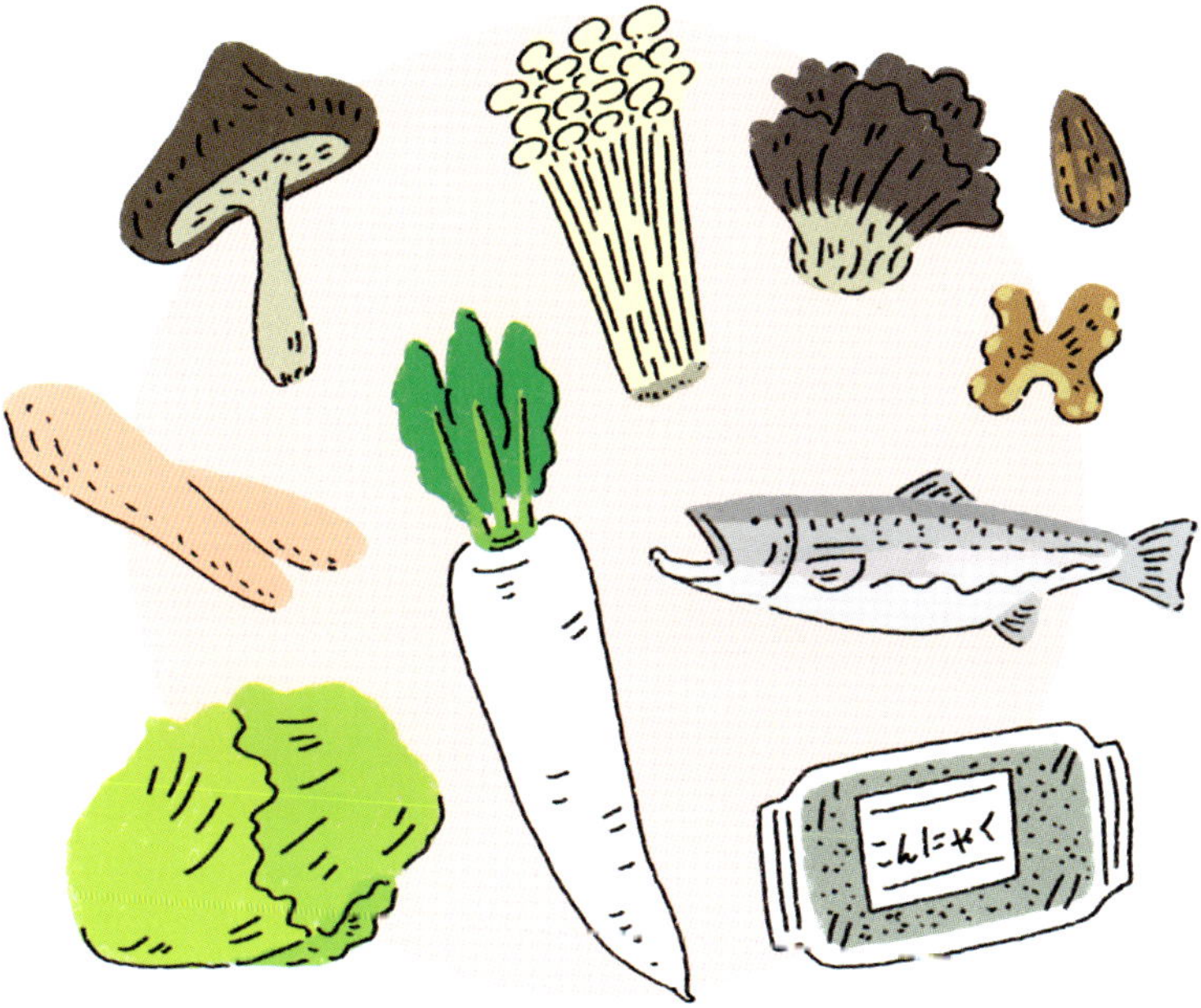

きのこ類やレタスには腸内を掃除するはたらきがある。また、生の大根は、炭水化物やたんぱく質、脂肪を分解する酵素が豊富。秋が旬の鮭は体を温める食材のひとつで、鶏ささみやナッツ類と同じく良質なたんぱく源になる。

腸は「第二の脳」とも呼ばれ、ストレスの影響も受けやすい臓器なのだとか。
悩みすぎや考えすぎは、便秘の原因にもなります。腸を活性化して、心身ともに元気になりましょう。

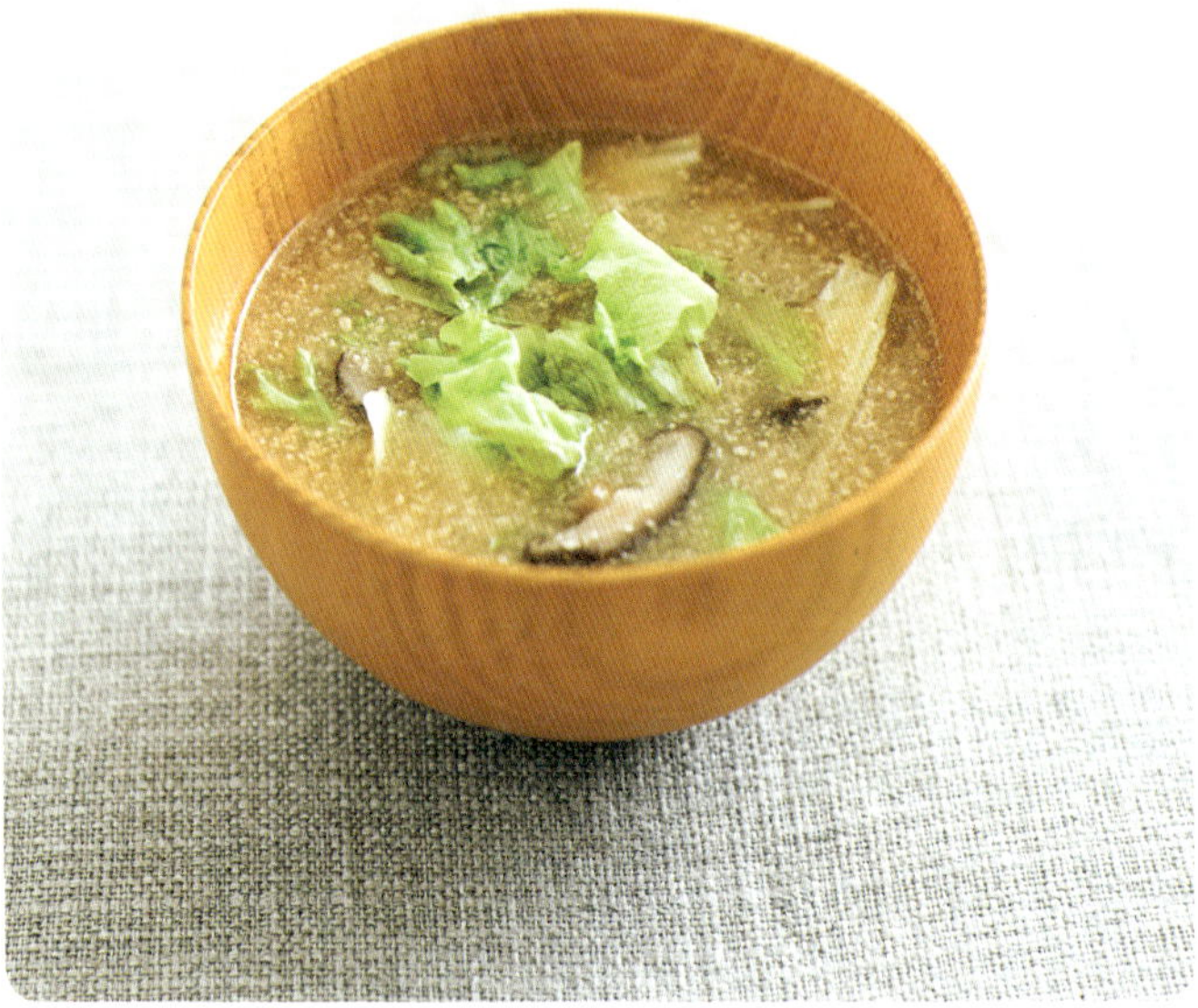

レタスのぽかぽかごま味噌汁

- レタスの食物繊維がおなかを掃除する。
- 練りごまのコクは満足感を高めてくれる。
- 片栗粉でとろみをつけ、スープの保温力アップ。

memo 味噌（大豆）に含まれる成分が夜の睡眠を促し、神経を休めることにつながります。沸騰させると酵母が消えるので、火加減に注意を。

［材料］2人分

- だし…400ml（P23参照）
- レタス…2枚（食べやすくちぎる）
- 練りごま…大さじ1
- お好みの味噌…大さじ1
- 片栗粉…小さじ1（倍量の水で溶く。葛粉でもよい）

［つくり方］

① 鍋でだしを温める。
② 片栗粉以外のすべてを①に加え、中火で温め、沸騰させない。
③ 溶き片栗粉を②に加え、手早く混ぜて火を止める。

＼point／

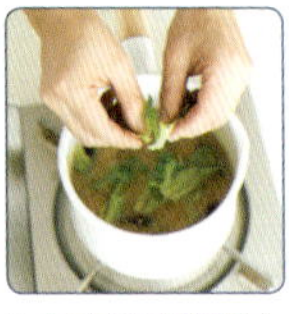

レタスは食感が残るとおいしいので、最後に加えるといい。

便秘解消

きのこのジューシーステーキ おろしポン酢添え

- 大根おろしは酵素と食物繊維が豊富。
- きのこ類は油をひかずに、じっくり焼くと甘みが出る。
- しそは抗アレルギー物質を含み、花粉症改善にも。

memo
腸内を整えることは、花粉症などのアレルギー症状を和らげるともいわれています。大根やしそで腸内のお掃除をしましょう。

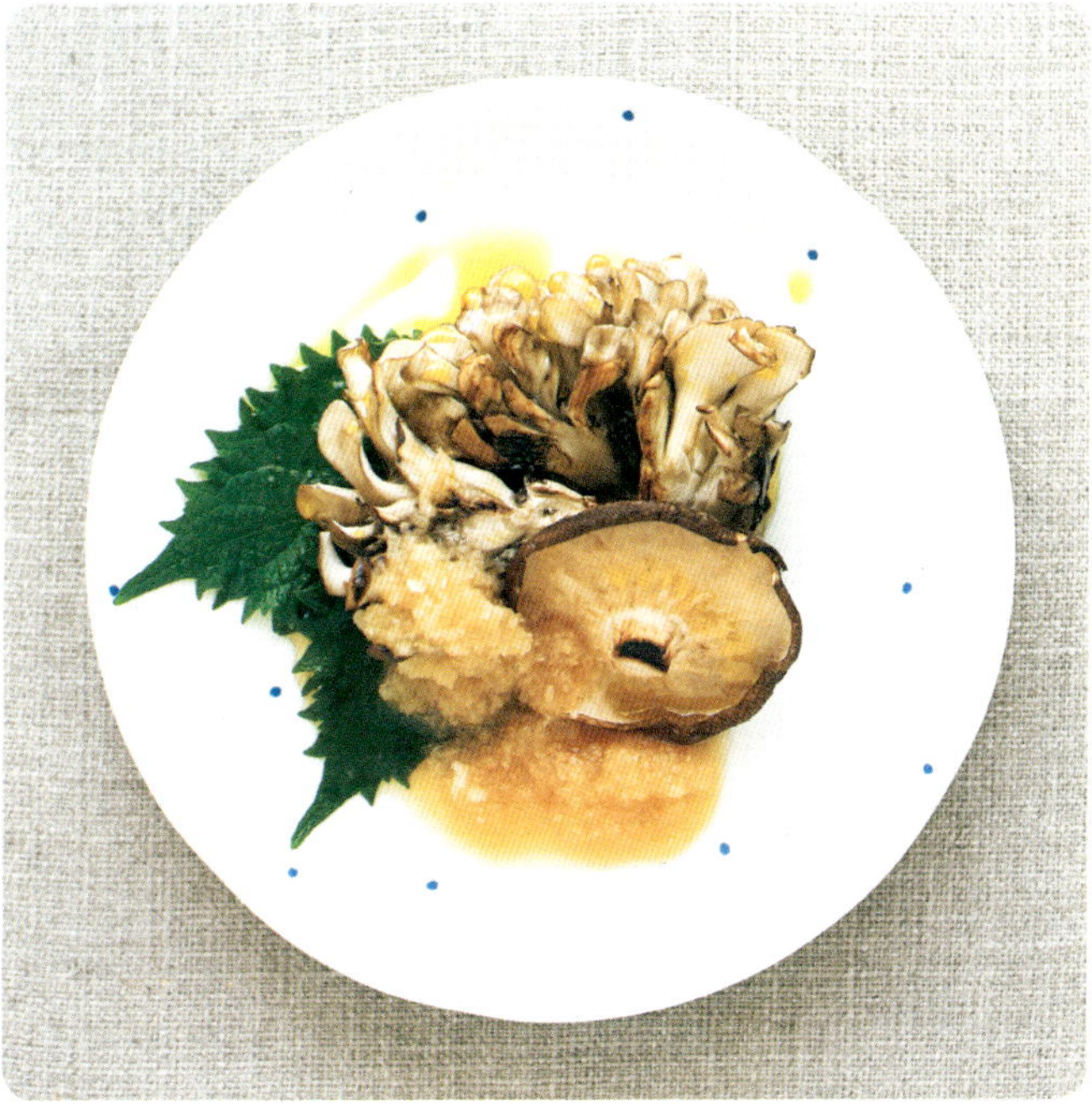

\ point /

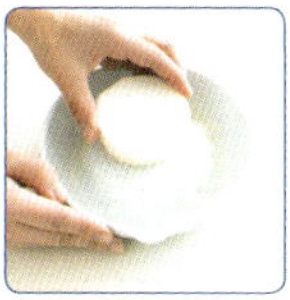

大根をおろすときは力を抜くとスムーズで、辛味も少ない。

[材料] 1人分

- しいたけ…2枚
- まいたけ…握りこぶし大1
- ○おろしぽん酢
  - 大根おろし…大さじ2
  - 寿司酢…小さじ2
  - 生姜…少々(すりおろす)
- ○仕上げ
  - えごま油…小さじ1(亜麻仁油でもよい)
  - しそ…2枚

[つくり方]

① フライパンにしいたけ、まいたけをのせ、弱～中火で焼く。
② ①の表面に水が出てきたら、皿などに取り出しておく。
③ おろしぽん酢の材料をボウルなどで合わせる。
④ しそをしいた皿に②を盛り、③とえごま油をかける。

上半身がぽっちゃりしている人は、乳製品を好きな傾向が。なかなか減量しにくいのは
乳製品が原因のひとつかも。摂取量を減らし、血行を促して基礎体温を上げる食材を摂ります。

鮭ときのこの豆腐グラタン

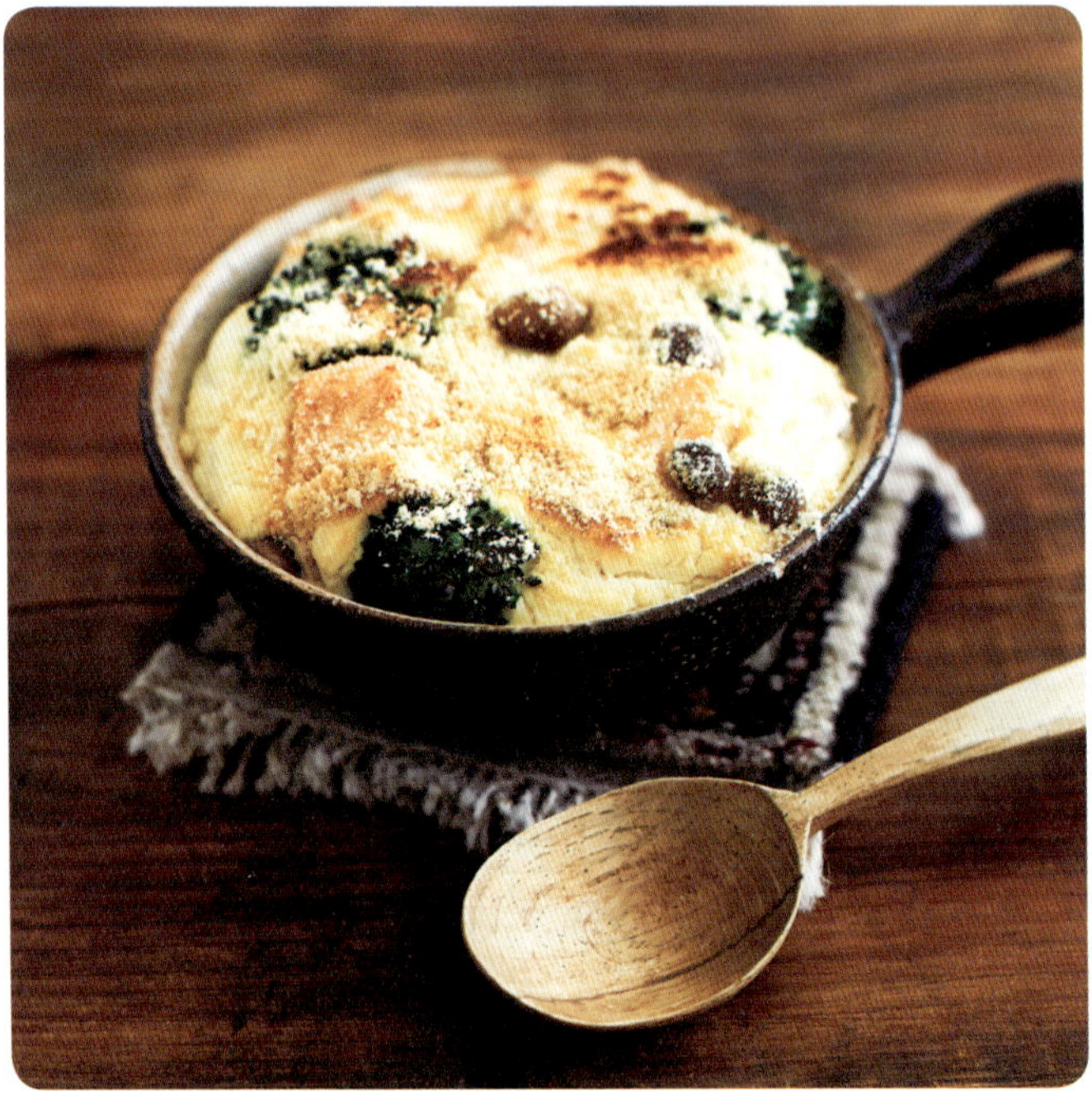

- たんぱく質、ビタミン、ミネラルが一品で摂れる。
- 鮭、豆腐、高野豆腐とたんぱく質が豊富。
- ホワイトソースは豆腐でつくるなめらかクリーム。

memo 一般的なレシピで使われているチーズや牛乳などの乳製品や、パン粉などの小麦粉は使わなくても、満足感のあるグラタンはつくれる！

[材料] 2人分 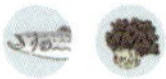

- 鮭切り身…1切れ
- きのこ（まいたけ、しめじなど）…握りこぶし半分（ほぐしておく）
- ブロッコリー…1/4房（ほぐしておく）
- 白ワイン（料理酒でも可）…大さじ1
- 高野豆腐…適量（すりおろす）

○豆腐クリーム
- 木綿豆腐…300g（熱湯で5分茹でる）
- オリーブオイル…大さじ2
- レモン果汁…大さじ1　・塩…小さじ1
- 醤油…小さじ1/2　・にんにく…1/4片

[つくり方]

①鮭、きのこ、ブロッコリー、白ワインを耐熱容器に入れ、電子レンジ（500w）で2分加熱する。
②フードプロセッサーに豆腐クリームの材料をすべて入れ、滑らかになるまで攪拌する。
③耐熱皿に①の具材を並べ②をのせたら、すりおろした高野豆腐をかける。
④170℃のオーブンで7分間焼く。表面の高野豆腐がきつね色になったら完成。

\ point /

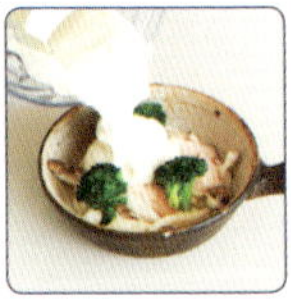

豆腐クリームは、もったりとした質感になればOK。

脱！おなかぽっちゃり

3分でできるなめたけ

- きのこ類はむくみを軽減するカリウムを含む。
- 保存のきくなめたけで、毎日少しずつ摂取する。
- 冷蔵庫に入れ、3日間くらいで食べきる。

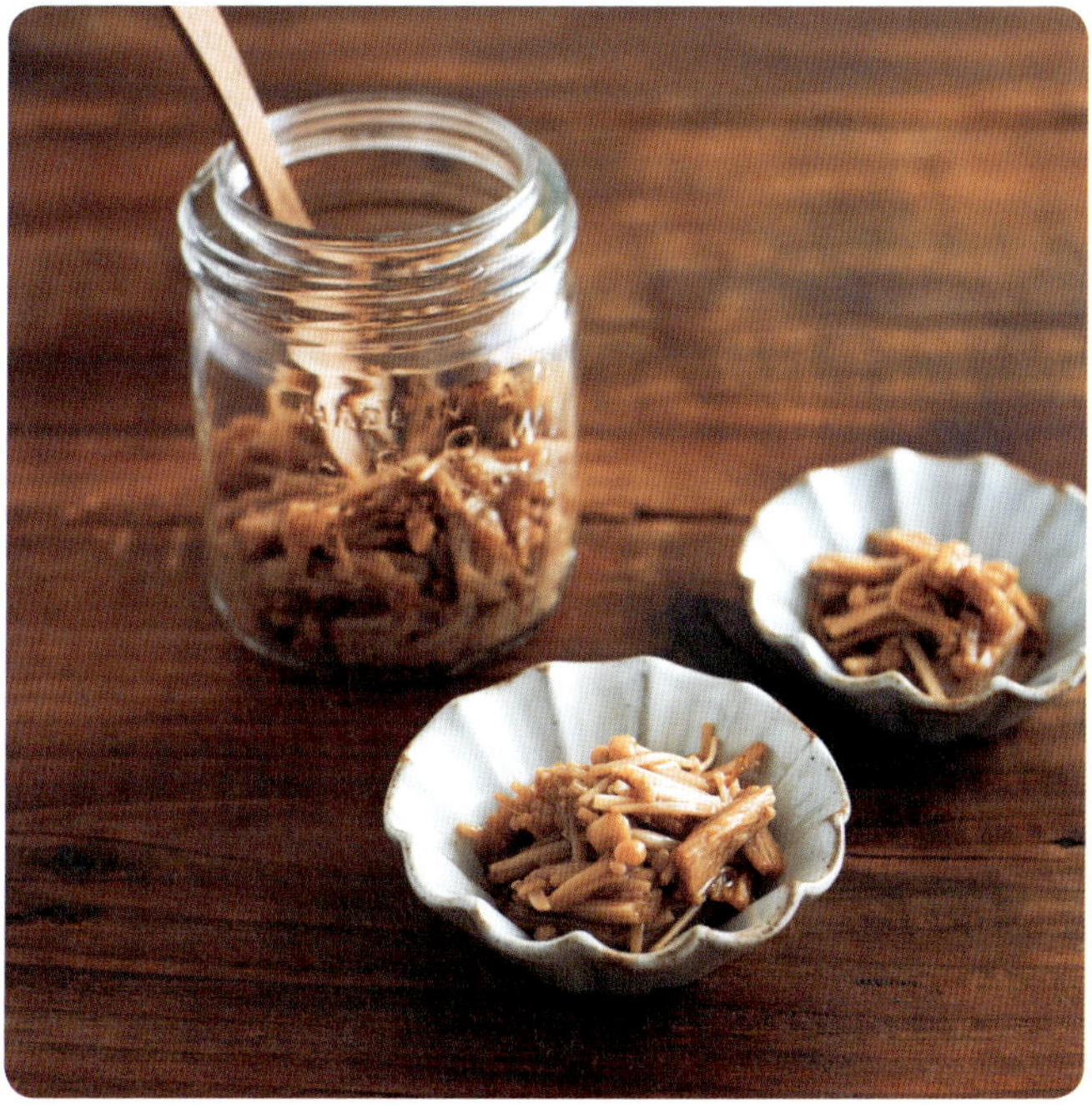

memo
市販品の瓶詰めは便利ですが、なにをどれだけ使ったか把握するという意味でも、手づくりがおすすめ。思ったより手間もかかりませんよ。

\ point /

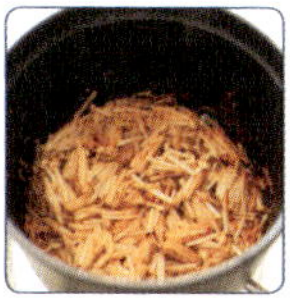

しんなりとして全体に調味料がなじんだら、できあがり。

[材料] つくりやすい分量

- えのきだけ…1袋(石づきを落として2cmくらいにカット。根元に近い部分はほぐす)
- 醤油…大さじ1/2
- みりん…大さじ1/2

[つくり方]

① 鍋に材料をすべて入れ、蓋をして3分ほど中火にかける。
② 鍋のなかを軽くかき混ぜる。えのきだけから水が出てトロッとしていたら、余計な水分を軽く飛ばして完成。

便秘を解消し、トレーニングすることで脂肪が減り、腹筋の筋が現れたしなやかなウエストへ。
ただしおなかは生殖器に近い部分ですから、急激な減量や過度な運動などで無理しすぎないように。

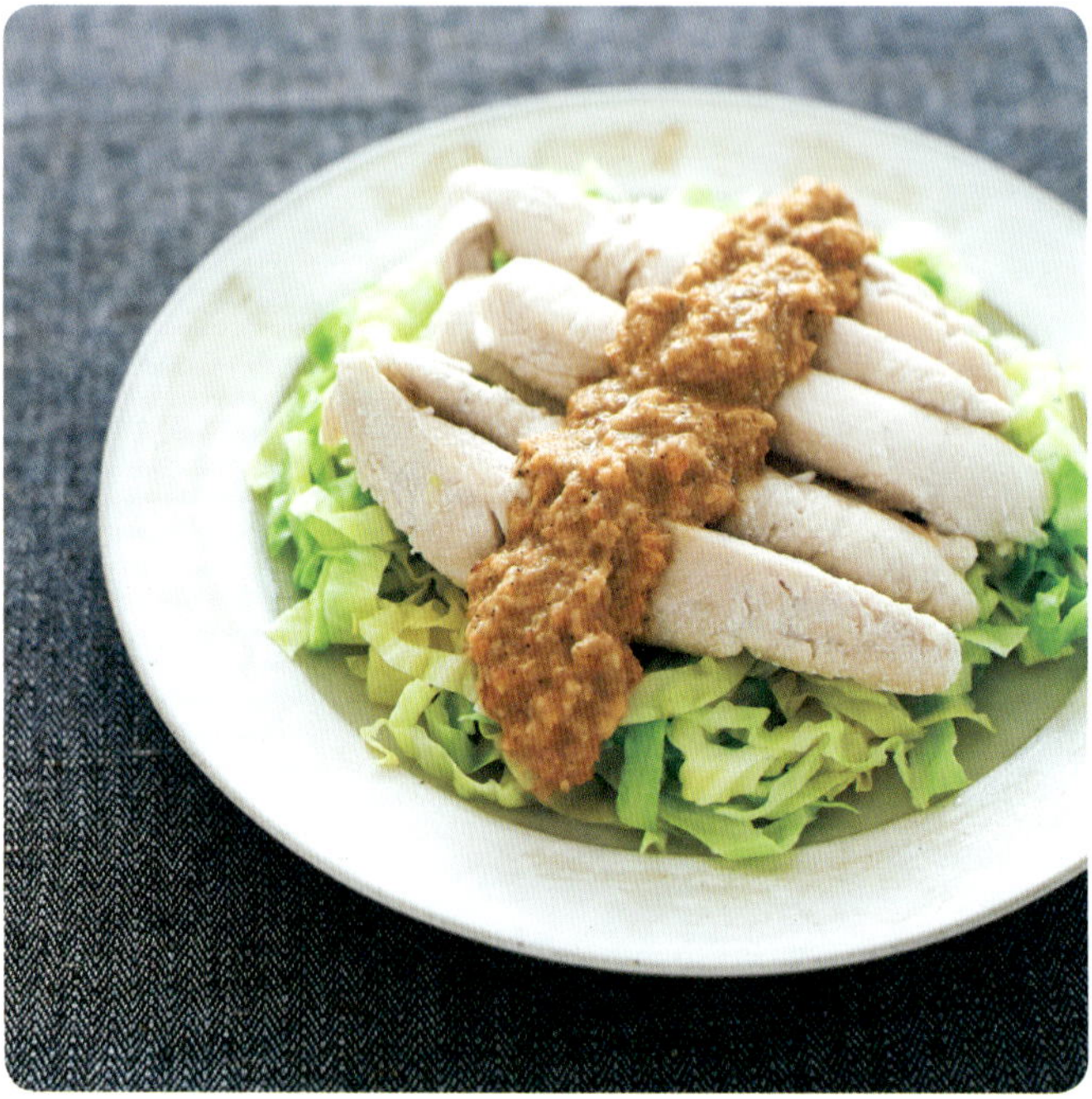

鶏ささみとキャベツのカレーソース

■淡白な鶏ささみとクリーミーなソースが相性抜群。
■鶏ささみは低脂肪で筋肉をつくるアミノ酸が豊富。
■ソースに使う香辛料が体を温めてくれる。

memo
鶏ささみは胸の深い位置にある縦の筋（深胸筋）です。縦筋を意識した美しいウエストにも通ずるものがあると、私は考えています。

［材料］1人分

- 鶏ささみ…2本
- キャベツ…1/4玉（千切り）
- ○カレーソース
  - にんじん…大さじ1（すりおろし）
  - 玉ねぎ…大さじ1（すりおろし）
  - ケチャップ…大さじ1/2
  - マヨネーズ…大さじ1/2
  - すりごま…小さじ1/2
  - ターメリック…少々
  - ガラムマサラ…少々

［つくり方］

①カレーソースの材料をボウルなどですべて混ぜる。つくってから1時間ほどおくと、玉ねぎの辛味がやわらぐ。
②鶏ささみを水から弱火で10分ほど茹でる（中まで白くなり、火が通ればOK）。
③皿にキャベツをしき、食べやすくほぐした鶏ささみ、カレーソースをのせる。

\ point /

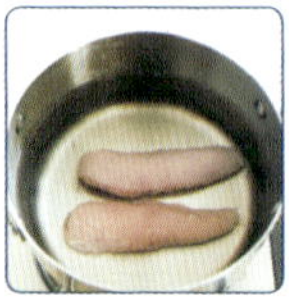

鶏ささみが硬くなるのは急激に火を通しているからかも。

しなやかなウエストに

ナッツの野菜水餃子

■ナッツ類の良質なたんぱく質が筋肉を修復する。
■茹でるときはお好みの油を入れて、くっつき防止。
■梅酢やゆず胡椒などをつけて召し上がれ。

memo
ナッツなら、アーモンドかくるみがとくにおすすめ。アーモンドはビタミンEが豊富で肌の張りがアップ。くるみは良質な脂質を含みます。

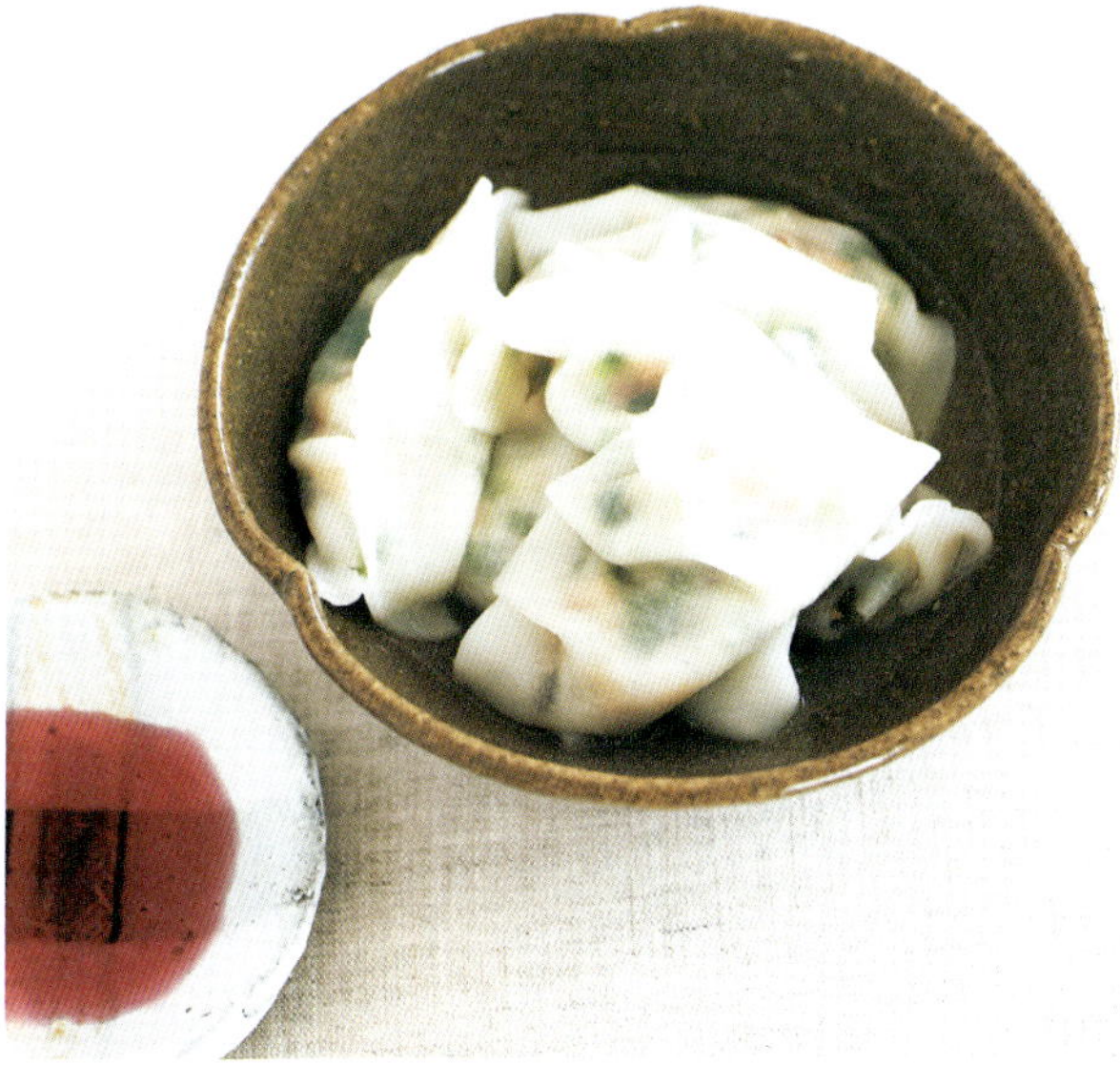

\ point /

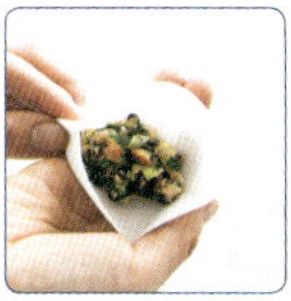

今回は米粉の餃子の皮を使用。焼いても香ばしく、おいしい。

[材料] 8個分

- 餃子の皮…8枚
- アーモンド、くるみ…合わせて25g（刻んでおく）
- にら…大さじ2（みじん切り）
- キャベツ…大さじ2（みじん切り）
- 生姜…少々
- にんにく…少々
- 塩…少々
- ごま油…適量

[つくり方]

① 餃子の皮以外の材料をすべてボウルなどに入れ、よく混ぜる。
② ①の具を餃子の皮に包む。
③ 沸騰した湯（分量外）にごま油を入れ、②をゆっくりと入れて茹でる。
④ 皮が透明になったら茹で上がりのサイン。

41

メリハリのある上半身に導く食材&レシピ

- 体を温めると**上半身をすっきりさせる**鍵の**肩甲骨まわり**がほぐれやすくなる。
- 老廃物を排出する**玄米やえのきだけ**などを食べる。
- 魚や植物性の**良質なたんぱく質**を取り入れよう。
- 生クリームなどの**油脂は上半身につきやすい**。

上半身をすっきりさせる鍵のひとつ目は、肩甲骨周りをほぐすこと。肩甲骨の間には、代謝を高め、全身を温める要となる筋肉が集まっています。長時間のデスクワークなどで肩こりや目の疲れなどに悩まされている人は、肩も腕の一部と意識して動かすと、血流の改善に。また、体を温めると肩甲骨まわりもほぐれます。体を温めてくれる良質なたんぱく質を摂りましょう。選ぶなら、新鮮な魚や大豆製品などから摂るのがおすすめです。

ふたつ目は、老廃物を排出する食事。食物繊維も豊富な玄米は、噛みごたえがあるので咀嚼回数も増え、満腹感を促します。さらに、代謝を助けるビタミンB6も含むカツオ、腸を掃除するえのきだけなども役立ちます。

〈さけるべき食習慣〉

生クリームなどの軽い油脂は水にふわふわ浮きますが、マクロビオティックの世界では、体のなかでも同じ。上半身に脂肪がつきやすくなります。

RECIPE MENU

- □ 季節野菜の玄米炊き込みごはん
- □ りんごの生姜焼き
- □ カツオとキヌアの揚げ焼き
- □ ウーロン茶の鶏鍋
- □ バジル風味のザワークラウト
- □ 干しえのきだけの松前漬け
- □ 高野豆腐の唐揚げ
- □ 納豆とカツオのポキ

メリハリのある上半身に導く

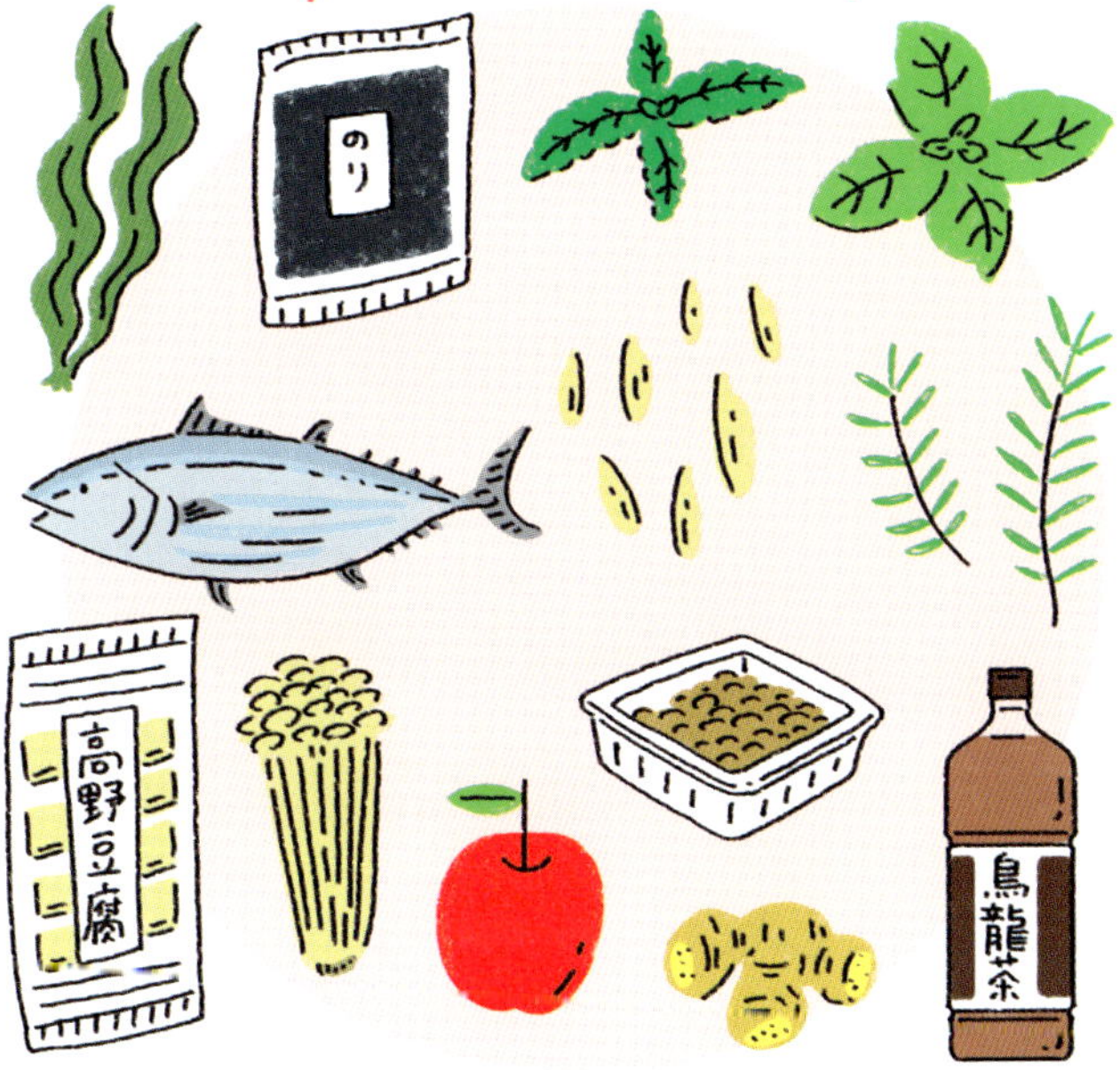

体を温めつつ排出することがポイント。良質なたんぱく質でありビタミン群なども含む、カツオ、納豆、高野豆腐。そして、排出を促す、海藻類（昆布、海苔）、ハーブ類（バジル、ミント、ローズマリー）、玄米、ウーロン茶、りんご、えのきだけ、生姜を食べましょう。

顔のたるみは糖類、とくに白砂糖の摂りすぎが原因とも。砂糖やみりんの代わりに、果物を取り入れて。また、玄米や根菜類など、歯ごたえがよく咀嚼回数が増える食材もおすすめ。

季節野菜の玄米炊き込みごはん

memo
炊き込みごはんは手軽にたくさんの栄養素を摂れる優秀なメニュー。おにぎりにすれば、これひとつで充実した携帯食になります。

- 炊き込みごはんは旬の野菜など好きな食材で楽しめる。
- 消化に時間のかかる玄米はよく噛んで食べる。
- 春～初夏に旬の野菜は体のデトックスに役立つ。

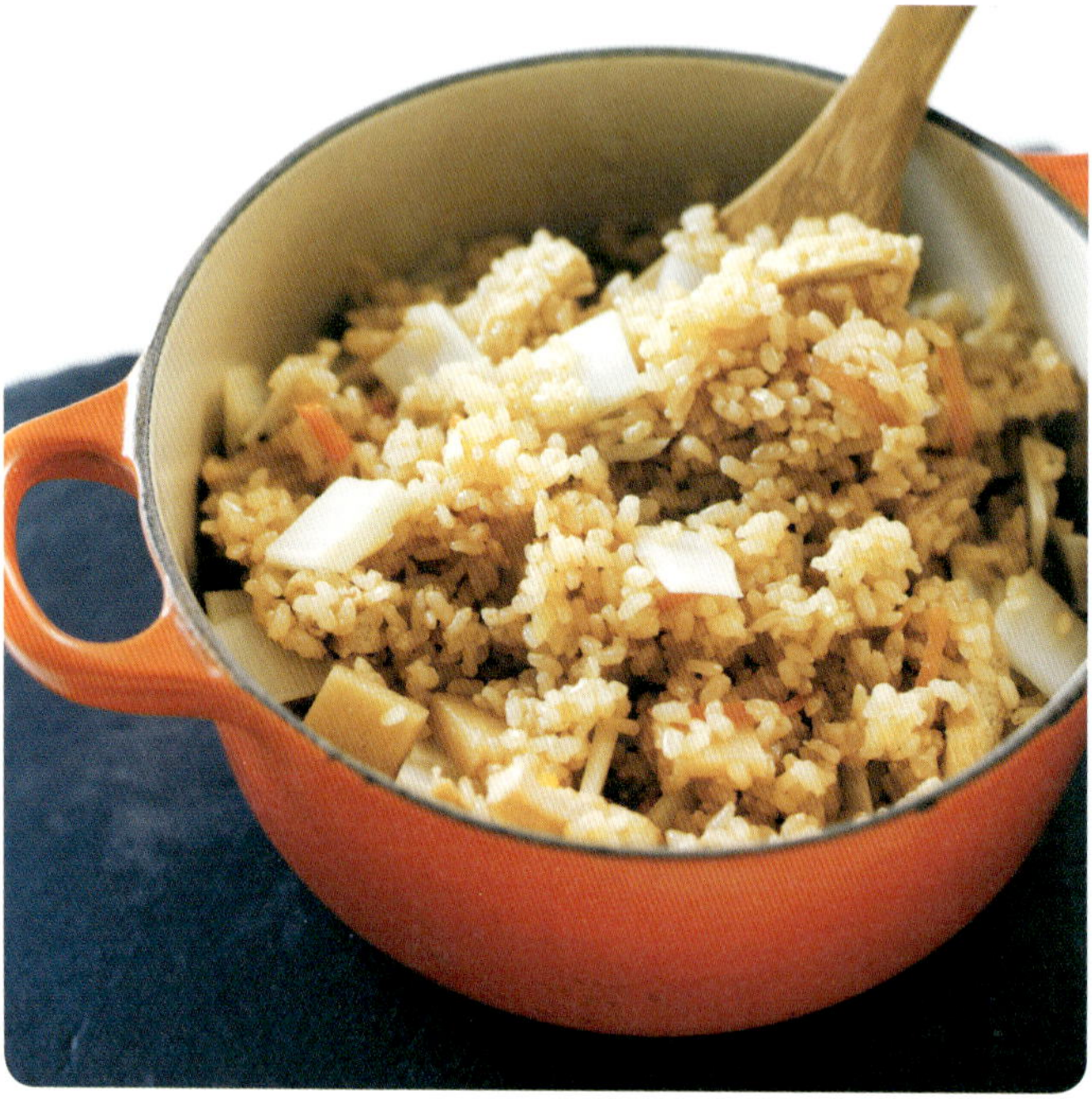

［材料］2～3人分

- 玄米…2合　・だし(P23参照)…400～480ml
- ○具材
  - たけのこ…70g（短冊切り）　・油揚げ…1/2枚（熱湯にくぐらせ油抜きして、短冊切り）
  - にんじん…1/3本（千切り）
- ○合わせ調味料
  - 塩…小さじ1/2
  - 酒…大さじ1　・醤油…大さじ2
- ○仕上げ
  - 春うど…1/2本（スライスし、塩をひとつまみ入れた湯で約3分茹でる）

［つくり方］

①玄米は水洗い後、6～8時間浸水し、ざるにあげておく。
②鍋にだし、具材、合わせ調味料を加え、火にかける。ひと煮立ちしたら中火で約2～3分煮る。
③火を止めて、常温になるまで冷ます。粗熱が取れたらざるに上げ、具とだしを分けておく。
④炊飯器（もしくは鍋）に①を入れ、2合分よりやや少なめに③のだしを加える。
⑤④に③の具材を加えて炊く。具と米は混ぜない。
⑥ごはんが炊き上がったら春うどを入れ、ざっくりと混ぜる。

＼point／

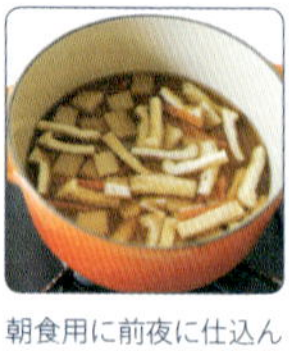

朝食用に前夜に仕込んでおくと、玄米の浸水も同時に行える。

シャープな顔周り

りんごの生姜焼き

- 糖類はすりおろしたりんごの甘みだけ。
- ビタミンB群が豊富な豚肉は元気の源。
- 焼き油は使わず、豚肉の脂だけで焼く。

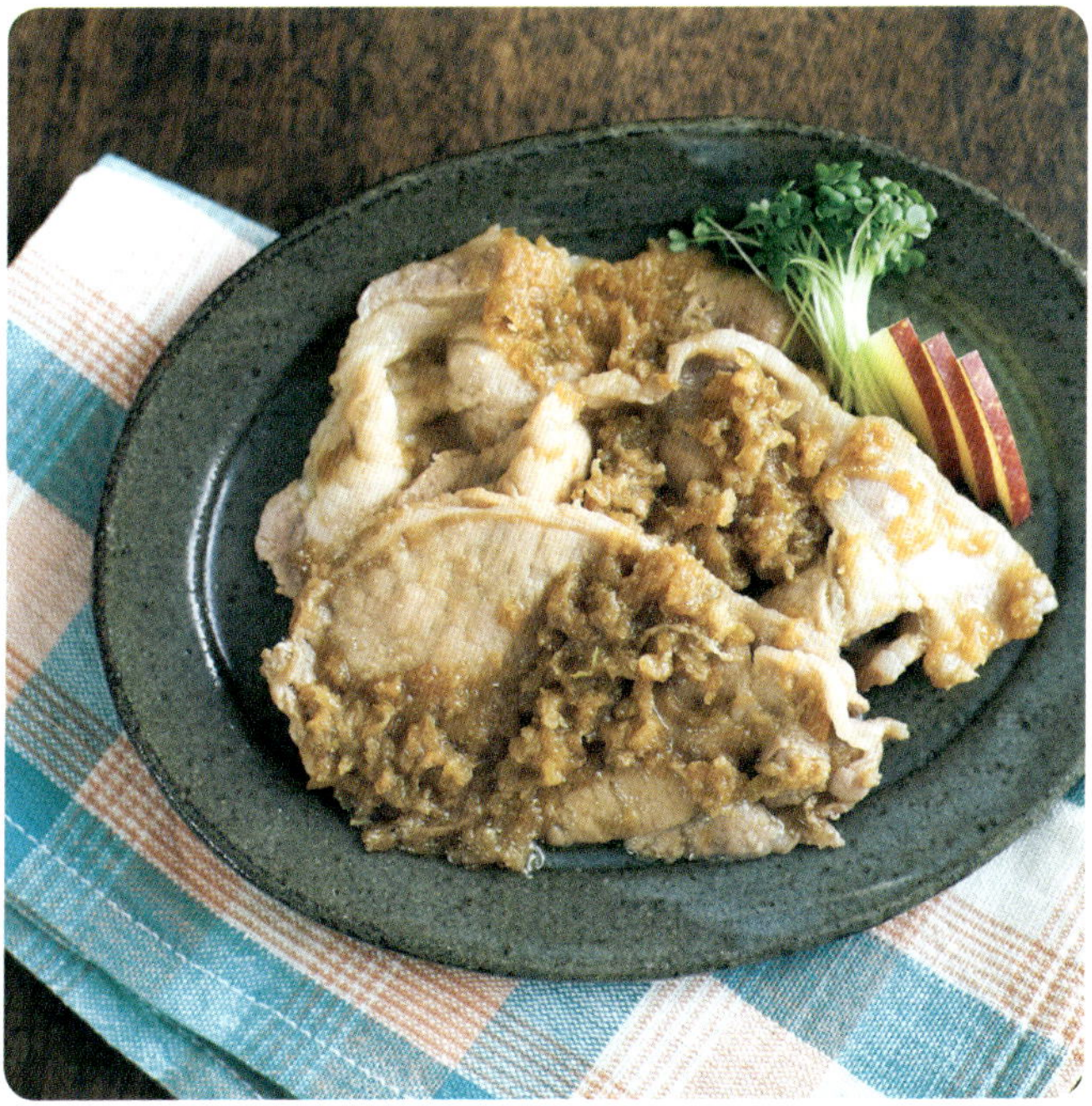

memo
たくさん笑うことも表情筋のエクササイズ！ 疲れをリカバリーしてくれる豚肉を食べて、いつだって朗らかに笑える元気を養いましょう。

[材料] 1人分  

- 豚肉（薄切りスライス）…3枚
- スプラウト（お好みの生野菜）…適量

○漬けだれ
- りんご…1/4個（すりおろす）
- 生姜…小さじ1（すりおろす）
- 醤油…小さじ3
- 酒…小さじ2

[つくり方]

① 漬けだれの材料を合わせ、バットなどに広げる。
② 豚肉の脂身をカットし、①に5分間漬ける。
③ フライパンを熱し、②の豚肉を入れ、両面を焼いたら漬けだれを入れる。
④ 火が通ったら完成。皿に盛り、スプラウトなど生野菜を添える。

\ point /

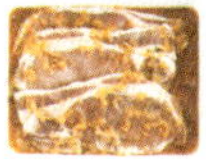

りんごの酵素が肉を驚くほどやわらかくし、甘みも加わる。

肉の脂質、酸化した油、マーガリンやショートニングなどの食用硬化脂はさけます。
これらは生活習慣病を招きやすく、とくに背中、首、腰周りに脂肪がつきやすくなります。

カツオとキヌアの揚げ焼き

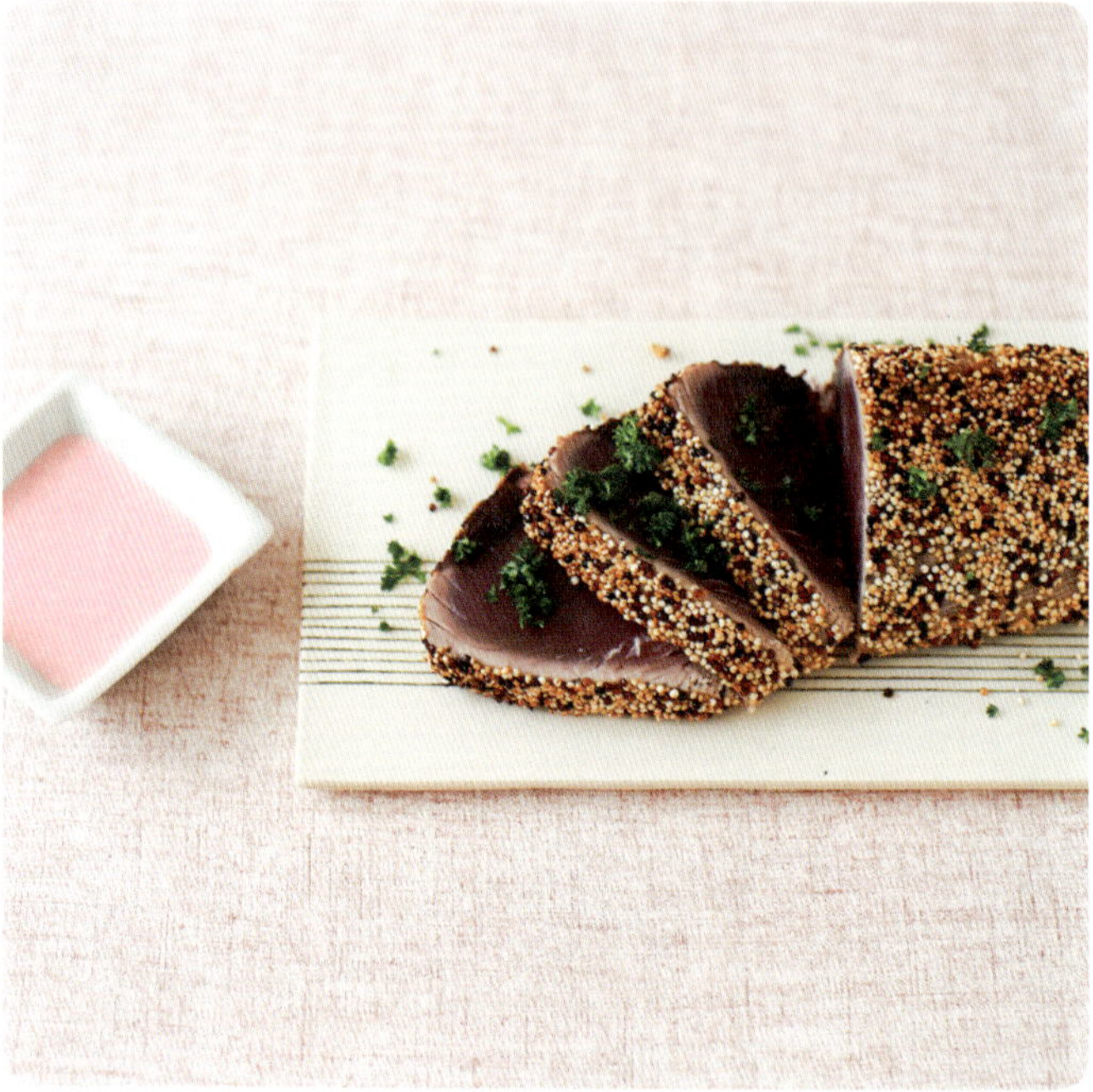

- 青魚のカツオは代謝をアップさせる栄養素を含む。
- 衣がわりのキヌアは水で戻さず乾燥のまま使用。
- 少ない油でキヌアに火が通れば完成。

memo

青魚に含まれるＥＰＡ（エイコサペンタエン酸）は、肩甲骨の間にある〝褐色脂肪細胞〟を増産。代謝がアップし、美しい背中に導きます。

［材料］つくりやすい分量

- カツオ…15cmくらい（300g）
- たまご…1個（溶いておく）
- キヌア…大さじ3
- パセリ…適量（なくてもよい）

○漬けだれ

- 梅酢…大さじ1
- マヨネーズ…大さじ1

［つくり方］

①カツオに軽く塩をまぶし（分量外）、3分ほど経ったら、キッチンペーパーで水気をふき取る。
②①のカツオをたまごにくぐらせ、バッドなどでキヌアをまぶす。
③フライパンへ底から約3mmの米油（分量外。菜種油でもよい）を入れて熱し、そっと②のカツオを入れ、全面を揚げ焼きする。
④カツオは食べやすい厚さにスライス。梅酢とマヨネーズをよく混ぜ、つけていただく。刻んだパセリを散らすと鉄がプラスされ、風味がよく、彩りもきれい。

＼point／

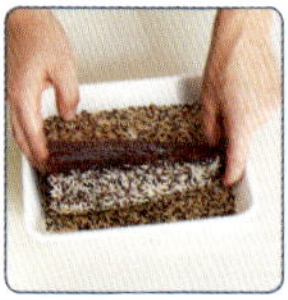

隙間がないようにキヌアをまぶすと、香ばしく食感も楽しい。

後ろ姿美人

ウーロン茶の鶏鍋

■ウーロン茶をだし代わりに使うことで、深い味わいに。
■ウーロン茶の働きで脂肪を排出し、生姜で体を温める。
■骨つき肉を使うと骨からもだしが出る。

memo
彩りに、味のアクセントにと活躍する唐辛子。体を温めるとされる一方で、発汗作用で食べすぎると汗冷えをすることも。適量を楽しみましょう。

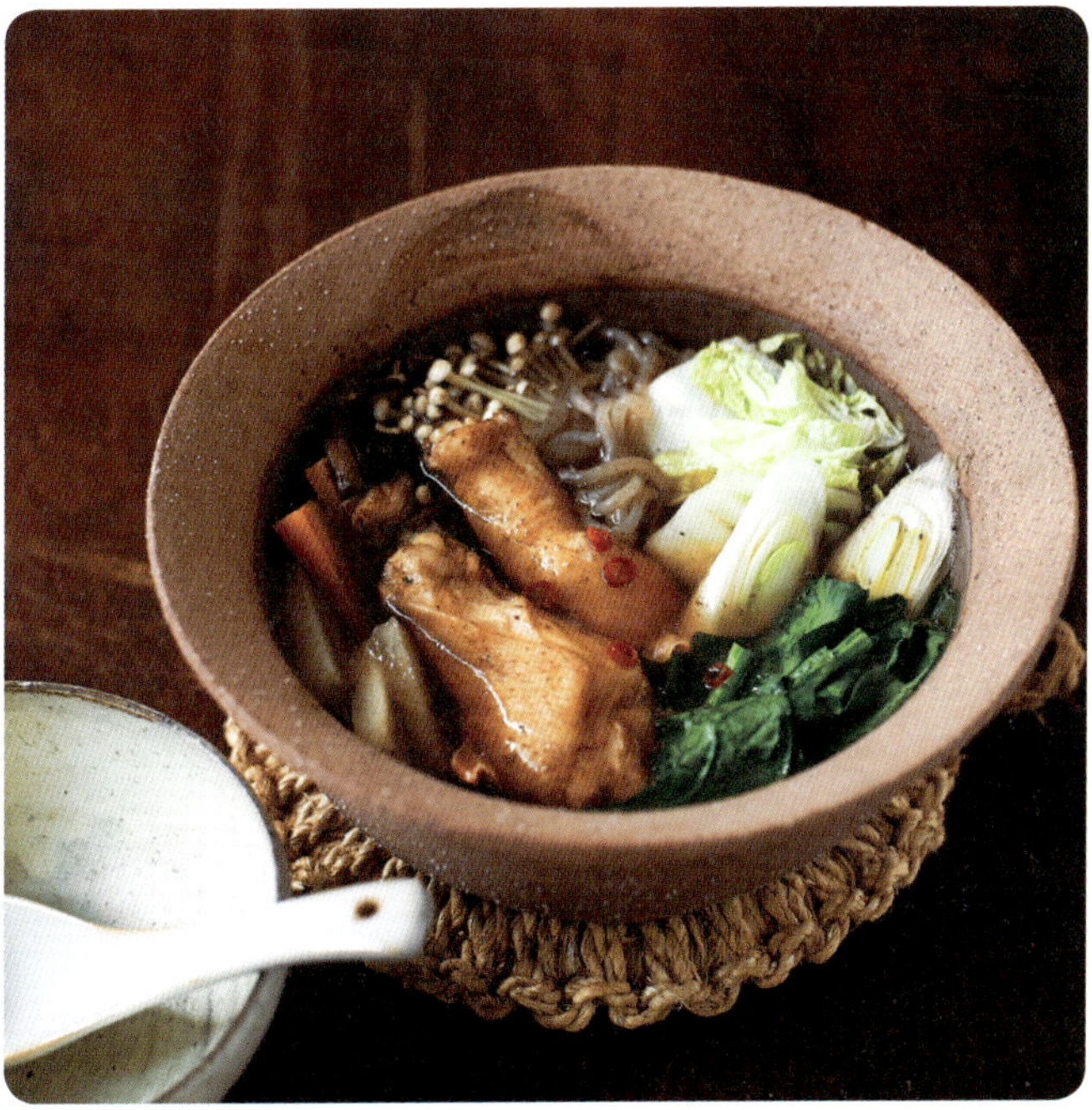

\ point /

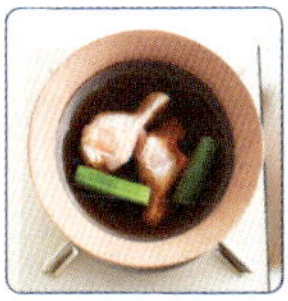

よいだしが出る骨つき肉から入れ、加熱していく。

［材料］1人分

- ウーロン茶…500ml
- 鶏手羽元（骨つき）…2本
- 長ねぎ（緑の部分）…10cmほど2本
- 生姜…1〜2枚（スライスして干したもの）
- 塩…小さじ1/2
- ○具材
  - 白菜…1枚（食べやすく切る）
  - えのきだけ…1/3株
  - にんじん…5枚（スライス）
  - 長ねぎ…1/2本（ななめにスライス）
  - 唐辛子…適量（なくてもよい）

［つくり方］

1. 鍋にウーロン茶、鶏手羽元、長ねぎ、生姜を入れ、蓋をして中火にかける。アクが出てきたらすくう。
2. 鶏手羽元に火が通ったら、具材を加え、蓋をして弱〜中火で煮る。
3. 具材に火が通ったら完成。お好みで醤油や柚子胡椒などで召し上がれ。

二の腕など体のたるみは糖質の摂りすぎが原因のひとつ。発酵食品などに含まれる酵母は糖質を分解すると言われています。生活習慣病の予防にもつながるので毎日摂る習慣を。

バジル風味のザワークラウト

- 酸味は感じるが酢は不使用。発酵食品のひとつ。
- キャベツの食物繊維と発酵の力で腸もすっきり。
- 冷蔵庫に保存し、発酵してから5日以内に食べ切る。

memo
ザワークラウトは、塩とキャベツだけを使いドイツでつくられる漬物。食事の最初に食べることで酵素が腸に届きやすくなります。

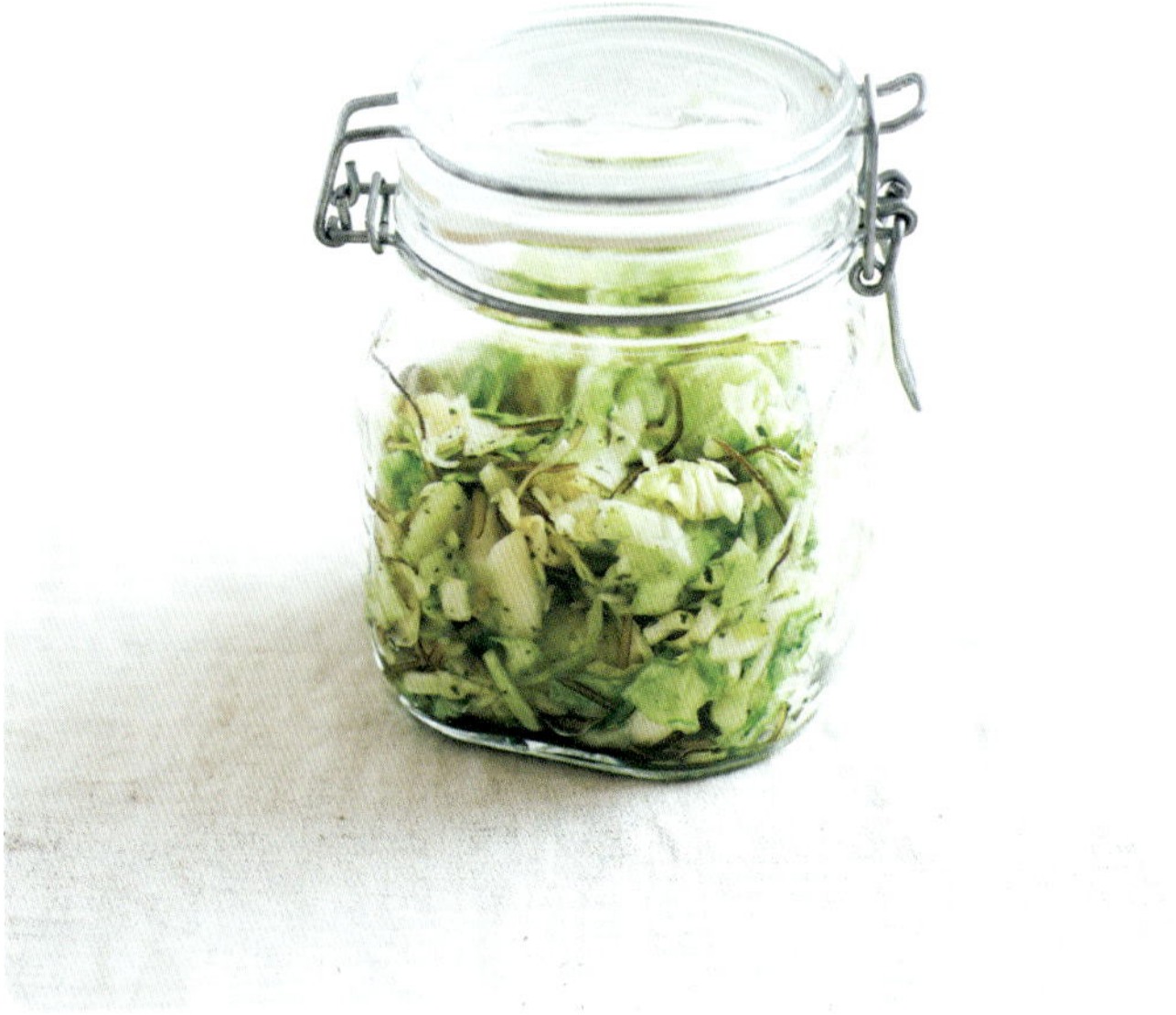

[材料] つくりやすい分量

- キャベツ…1/2玉（千切り）
- 塩…小さじ1
- ハーブ（ドライバジル）…少々
- 昆布…適量（細切り）

○用意するもの

- 保存用の密閉瓶（熱湯消毒し、水分を十分に拭き取る）

[つくり方]

① 材料をすべてボウルに入れ、よく混ぜる。

② ①を密閉瓶に詰める。冷蔵庫で1週間ほど寝かせ、ほどよく甘みと酸味が感じられるようになったら発酵しているサイン。

\ point /

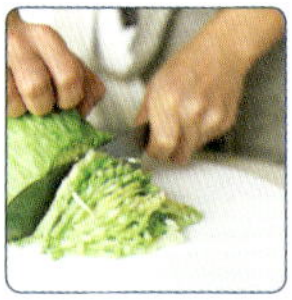

千切りは茎に沿うと歯ごたえがよく、平行だと食べやすくなる。

すっきりとした二の腕

干しえのきだけの松前漬け

- きのこは脂肪が腸で吸収されるのを防ぎ、脂肪燃焼によいとされる栄養素を含む。
- 干したえのきだけはスルメのような風味。

memo
えのきは干すことで細胞壁が壊れ、栄養素を吸収しやすくなります。サラダやパスタ料理のトッピング、味噌汁のアクセントなどにも。

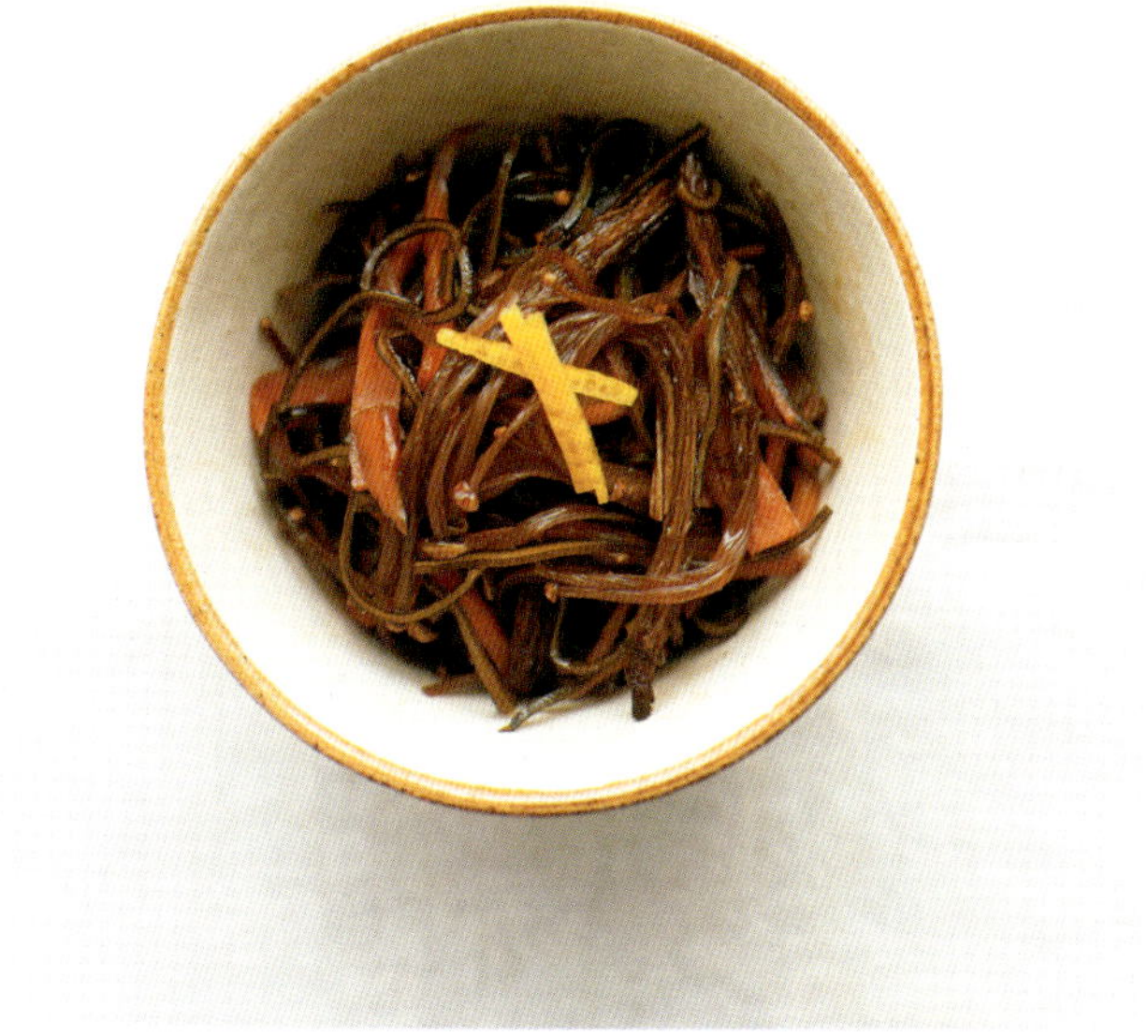

[材料] つくりやすい分量

- えのきだけ…1袋(約100g)
- 昆布(乾燥)…15cm角1枚(長さ10cm、幅1～2mmの細切り)
- にんじん…小1本(スライスして細切り)
- ゆずの皮…適量(なくてもよい)
- ○合わせ調味料
  - 醤油…大さじ1
  - みりん…大さじ1
  - 酒…大さじ1

[つくり方]

① えのきだけの石づきを切り落とし、ほぐす。クッキングシートを敷いたオーブンの鉄板の上に、重ならないように並べる。100℃で120分ほど焼くと干しえのきだけに。
② ①、昆布、にんじん、合わせ調味料を混ぜる。
③ 昆布から粘りが出てきたら完成。器に盛り、お好みでゆずの皮をのせる。

\ point /

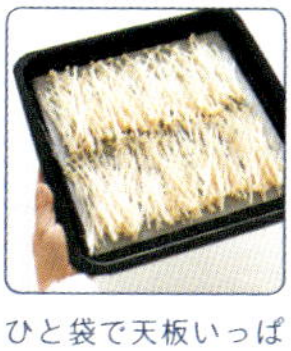

ひと袋で天板いっぱいに。細かくほぐすとより乾きやすい。

塩分の多い食事や肉料理の食べすぎは、男性的なエネルギーを強くさせます。

女性ホルモンと似た働きをもつ大豆イソフラボンなどを取り入れて、バランスをとりましょう。

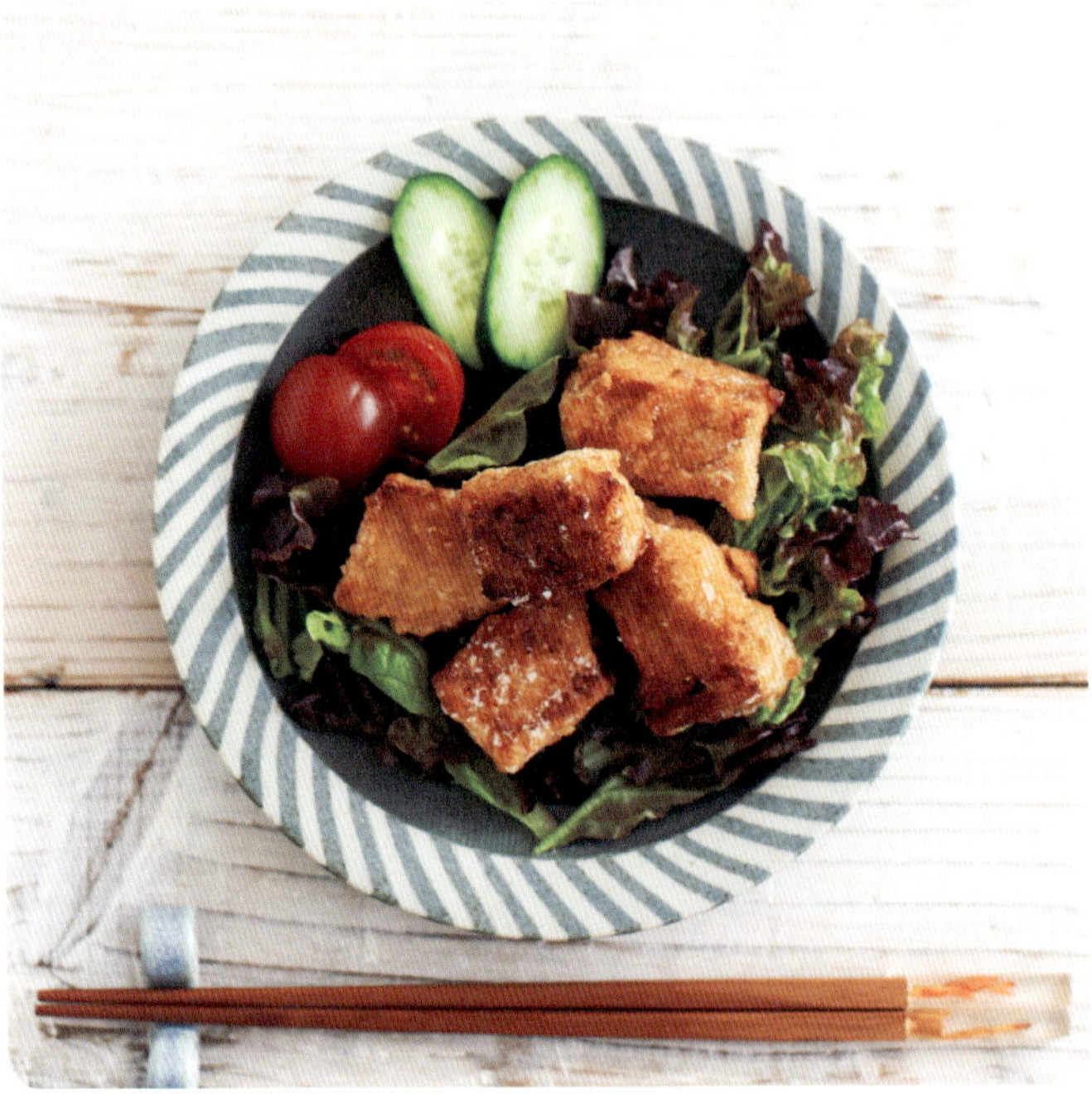

高野豆腐の唐揚げ

memo
高野豆腐のたんぱく質含有量は、重量の約50%とかなり高め。大豆イソフラボンも豊富で、製造過程で凍らせることで栄養価もアップ。

- 高野豆腐には大豆のたんぱく質が凝縮している。
- 少量の油で揚げ焼きにする。
- 冷めてもおいしいので、お弁当のおかずにも。

［材料］1人分

- 高野豆腐…1枚（約5cm×7cmのもの）
- 片栗粉…大さじ1
- お好みの生野菜（レタス、きゅうり、トマトなど）…適量
- ○漬けだれ
  - ナンプラー…小さじ1
  - オイスターソース…小さじ1
  - にんにく…1/2片（すりおろす）
  - きび砂糖…小さじ1/2
  - 水…大さじ1
  - 酒…小さじ1

［つくり方］

①高野豆腐を水に5分ほど漬け、水気を絞って手でひと口大にちぎる。
②漬けだれを合わせておき、そこに①を15分ほどつけ込む
③②の高野豆腐の水気を軽く絞り、片栗粉を全体にまぶす。
④鍋に鍋底から5mm程度の菜種油（分量外）を加えて熱し、③を揚げ焼きにする。表面がカリッときつね色になったら完成。
⑤お好みでレタス、きゅうり、トマトなどの生野菜も一緒にどうぞ。

＼point／

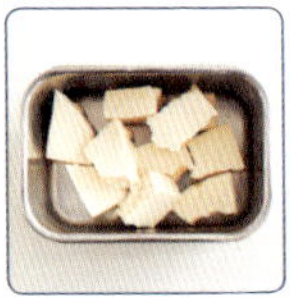

乾物の高野豆腐は、ひたひたの水で、まず戻す。

上向きのバスト

納豆とカツオのポキ

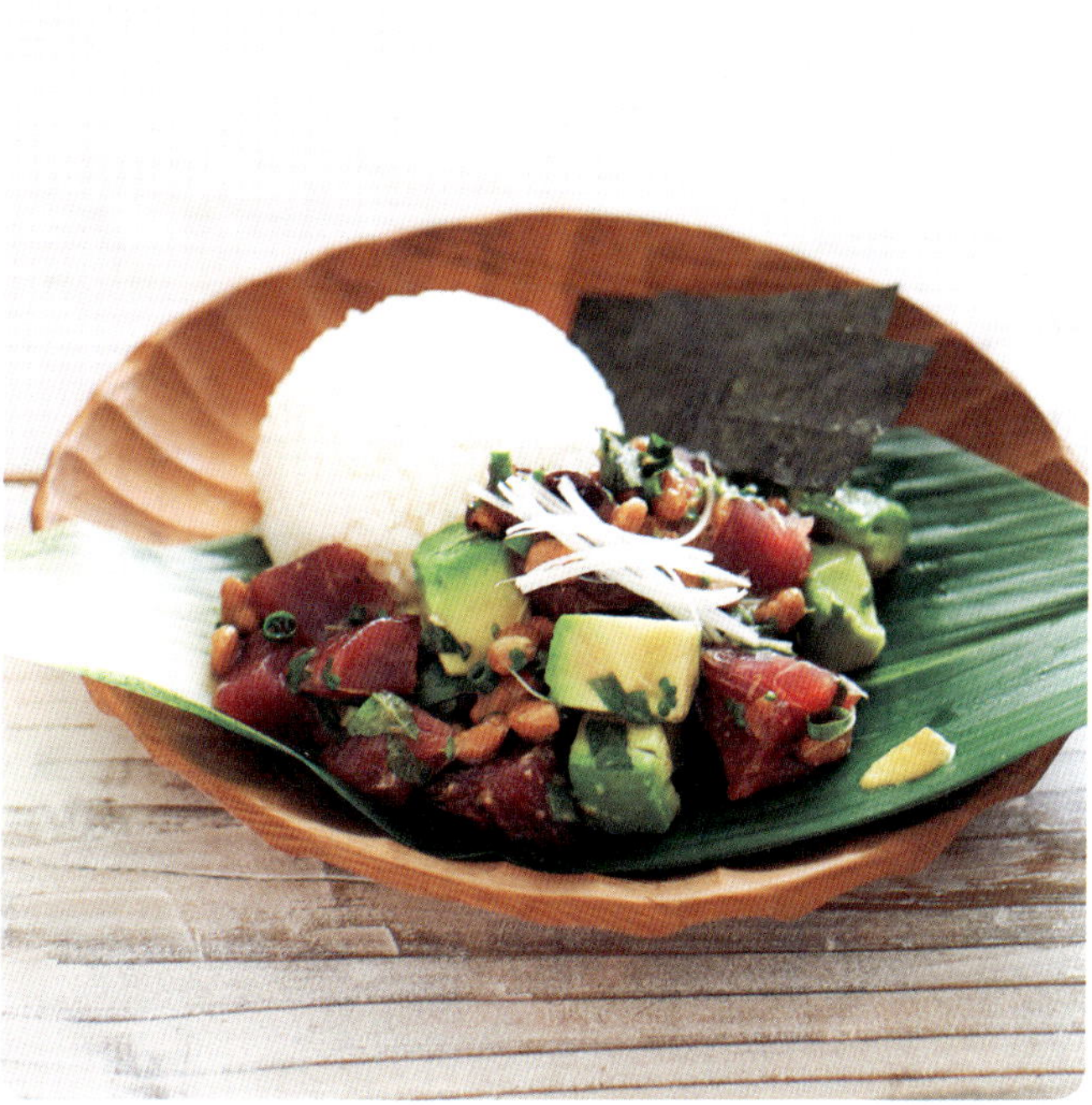

- 納豆には女性ホルモンと似た成分が含まれている。
- カツオに含まれるエラスチンは繊維状のたんぱく質。クーパー靭帯や肌へとはたらき、バストが下がるのを防ぐ。

memo
大豆は摂りすぎると冷えにつながりますが、納豆は発酵しているため比較的冷えにくいといわれています。一日1パックを目安に取り入れて。

\ point /

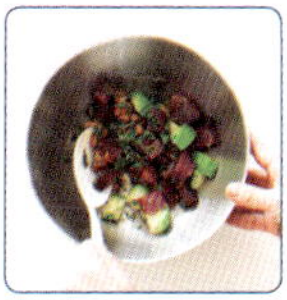

ボウルなどで、具材と合わせ調味料をよく混ぜる。

［材料］1人分

- カツオ…5cm（100g）
- 納豆…1パック（混ぜておく）
- アボカド…1/2個（角切り）
- ごはん…お茶碗1杯
- 焼き海苔…1/2枚（ちぎる）
- 長ねぎ…適量（千切り。なくてもよい）
- からし…適量（なくてもよい）
- ○合わせ調味料
  - 醤油…小さじ1/2
  - ナンプラー…小さじ1
  - すし酢…小さじ1/2　・ごま油…小さじ1/2

［つくり方］

1. カツオを1.5cm角程度にカットし、アボカド、納豆、合わせ調味料と混ぜる。
2. 器にごはん、①、海苔の順に盛りつける。
3. お好みで長ねぎ、からしを添える。

下半身がすっきりする食材＆レシピ

42

食事からもむくみ対策を。
塩分を控え、カリウムが豊富な食材を選ぶ。

あずきやごぼうは下半身をすっきりさせる。

ビタミンDを含むまいたけとブロッコリーは
肥満予防や脂肪燃焼を助けるとされる。

解説

脂肪の燃焼には、血液が運ぶ酸素を使うことで脂肪を分解する有酸素運動が効果的。つまり、ウォーキングやランニングを食事とセットで取り入れることが必要だと、私は考えます。

下半身をすっきりさせるうえで、むくみの解消は不可欠。おすすめは、むくみを軽減するカリウムと活性酸素を除去するポリフェノールが豊富なあずきとごぼうです。これらはとくに、下半身のむくみに最適。ほかに、バナナもカリウムが含まれるので、朝の糖質補給も兼ねて摂るとよいでしょう。

また、ビタミンDを含むブロッコリーやまいたけは、炭水化物や脂質の代謝をサポートしてくれます。

ほどよく汗を流し、筋肉を活発に動かしながら、老廃物や水分を溜めこまない巡りのよい体を目指しましょう。

〈さけるべき食習慣〉

お尻と太ももの境目をたるませるのは、精製された食品（白砂糖、小麦粉など）とアルコール。

RECIPE MENU

- □ ごぼうのラタトゥイユ
- □ あずきとしらすのキッシュ
- □ ブロッコリーのポタージュ
- □ まいたけとブロッコリーとパプリカの山椒マリネ
- □ 鶏ささみの香草包み蒸し
- □ あずきカレー

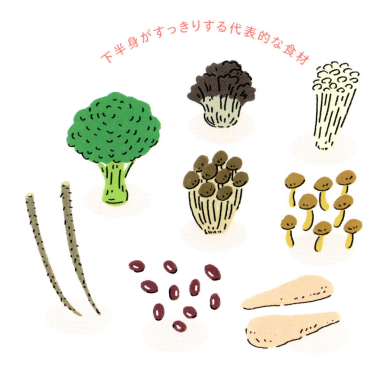

下半身がすっきりする代表的な食材

とくに下半身のむくみ解消によいのは、あずきとごぼう。老廃物の排出にはきのこ類を。ブロッコリーとまいたけは、炭水化物や脂質の代謝を助けるビタミンDを含むといわれる。鶏ささみは、高たんぱくで筋肉の修復にも役立つ。

むくみを解消する食材に加え、自分がなりたい姿に近い形状の食材を食べます。

たとえば、細くしなやかな足にはごぼう、筋肉質なすらりとした足には馬肉、といった具合です。

ごぼうのラタトゥイユ

- 通常は油で炒める料理だが、茹でることでごぼうのアクが取り除ける。
- 香りづけのシナモンには体を温める作用もある。

memo
食物繊維とポリフェノールが豊富なごぼうはデトックスが期待できます。老廃物などを溜めやすい寒い時期は、定期的に摂りたい食材です。

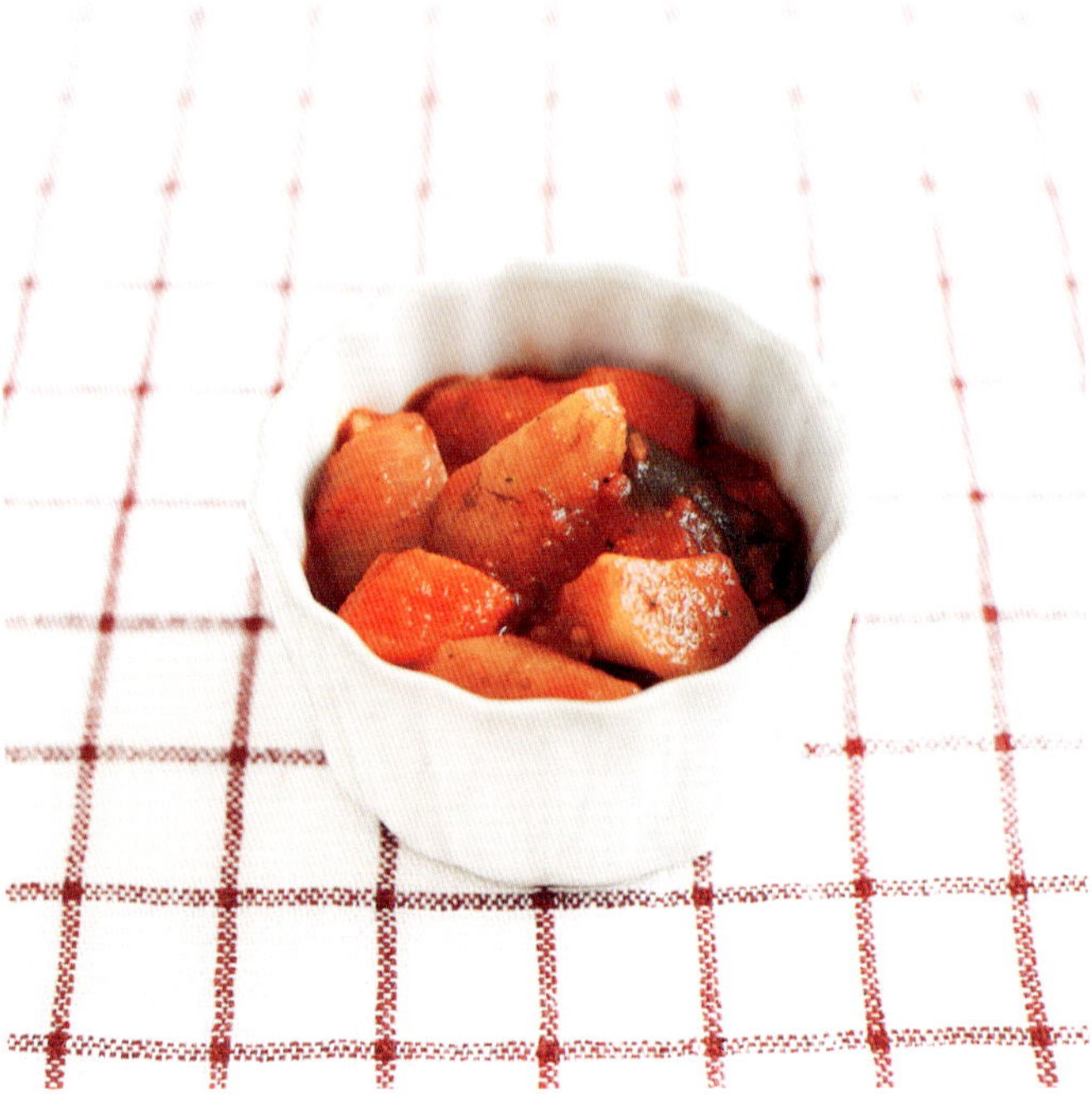

［材料］1人分 

○具材
- ごぼう…30cm（乱切り）
- トマト…1個（乱切り）
- 玉ねぎ…1個（乱切り）
- にんじん…1本（乱切り）
- にんにく…1片（みじん切り）
- トマトピューレ…1/2カップ
- 黒胡椒…適量　・ローリエ…2枚
- シナモン…適量　・塩…ふたつまみ

○仕上げ
- オリーブオイル…小さじ2

［つくり方］

①鍋に具材をすべて入れ、塩を全体にいきわたるようにまぶし、水500ml（分量外）を加える。アクを取りながら弱火で30～45分ほど煮込む。全体の水分がほどよくなくなり、トマトの酸味がまろやかに甘く変化したら、できあがりのサイン。

②オリーブオイルを全体にかける。

\ point /

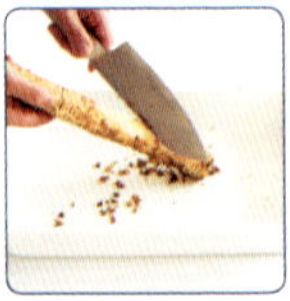

泥付きのごぼうはよく洗い、包丁の背を沿わせて皮をむく。

すっきりとした足

あずきとしらすのキッシュ

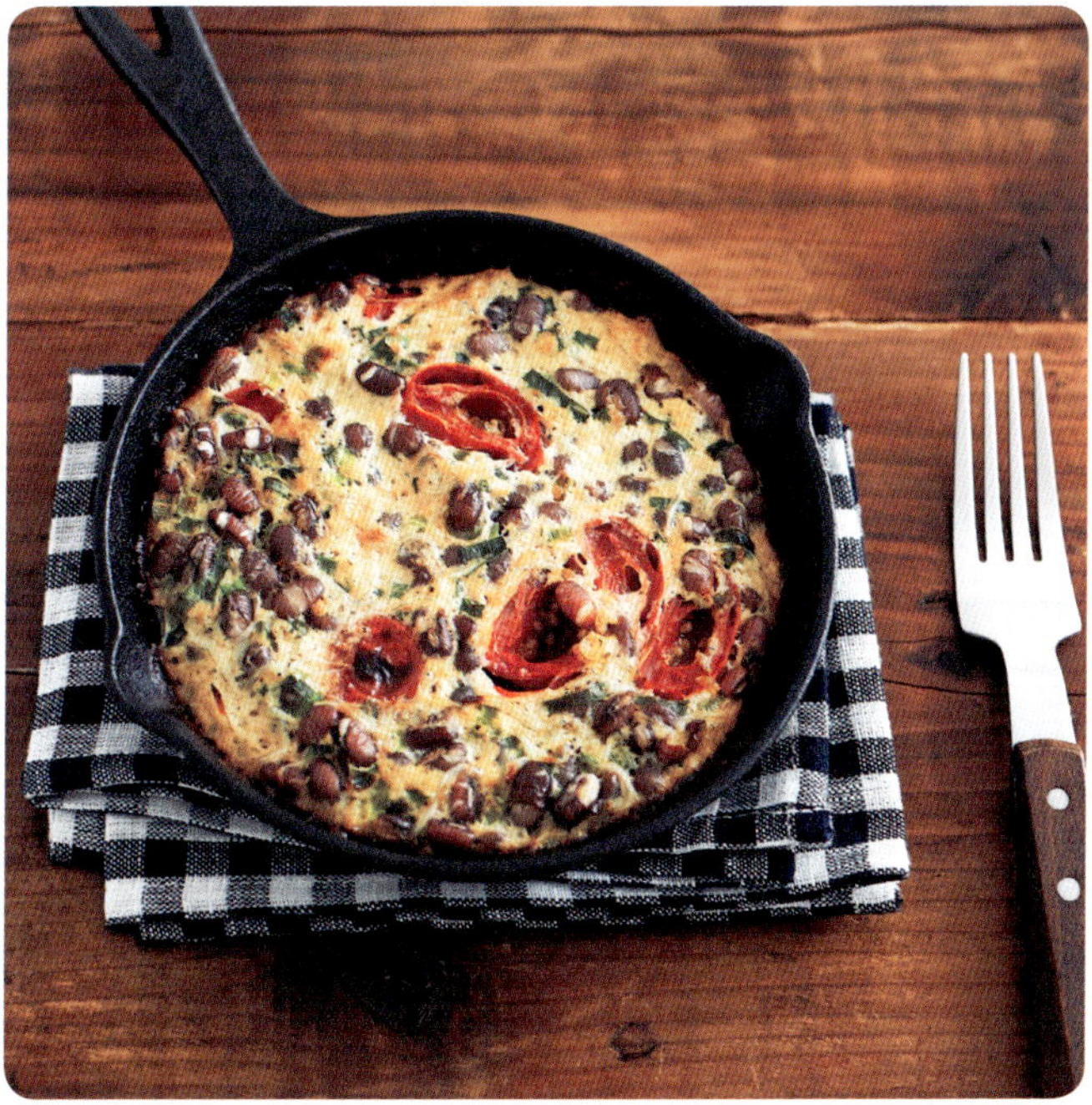

■ポリフェノール、ビタミンB2、食物繊維などあずきには女性が喜ぶ栄養素の宝庫。

■だしの出るじゃこは、コラーゲンやカルシウムも含む。

memo
たんぱく質をつくる20種類のアミノ酸のうち、食事から摂るべき9種類を備えるたまご。じゃこと合わせると、たんぱく質の吸収率アップ。

\ point /

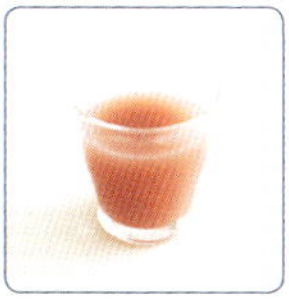

アクを取った後のあずきの茹で汁は、ポリフェノールが豊富。

［材料］2人分（約20cm×10cmのバットでつくる1枚分）

- 茹であずき…1/2カップ
- じゃこ…大さじ1と1/2
- わけぎ（または青ねぎ）…大さじ2（小口切り）
- たまご…1個（溶いておく）
- プチトマト…2個（へたを取り半分にカット）
- 豆乳…50ml

○用意するもの

- 直径17cmほどのスキレット（フライパンでもよい）

［つくり方］

①スキレットの内側に油（分量外）を塗る。
②ボウルに材料をすべて入れ、①に流し入れる。
③中火にかけ、菜箸で全体をかき混ぜる。
④周りが固まってきたら火を止め、トースターに入れて表面に焼き目をつけて完成。
※フライパンの場合は蓋をして、全体に火が通るよう弱火で加熱する。

日本人のお尻は欧米人と比べると、平らでメリハリがないといわれています。
だからこそ、ヒップアップのトレーニングに加え、引き締まったお尻をつくる食材を摂りましょう。

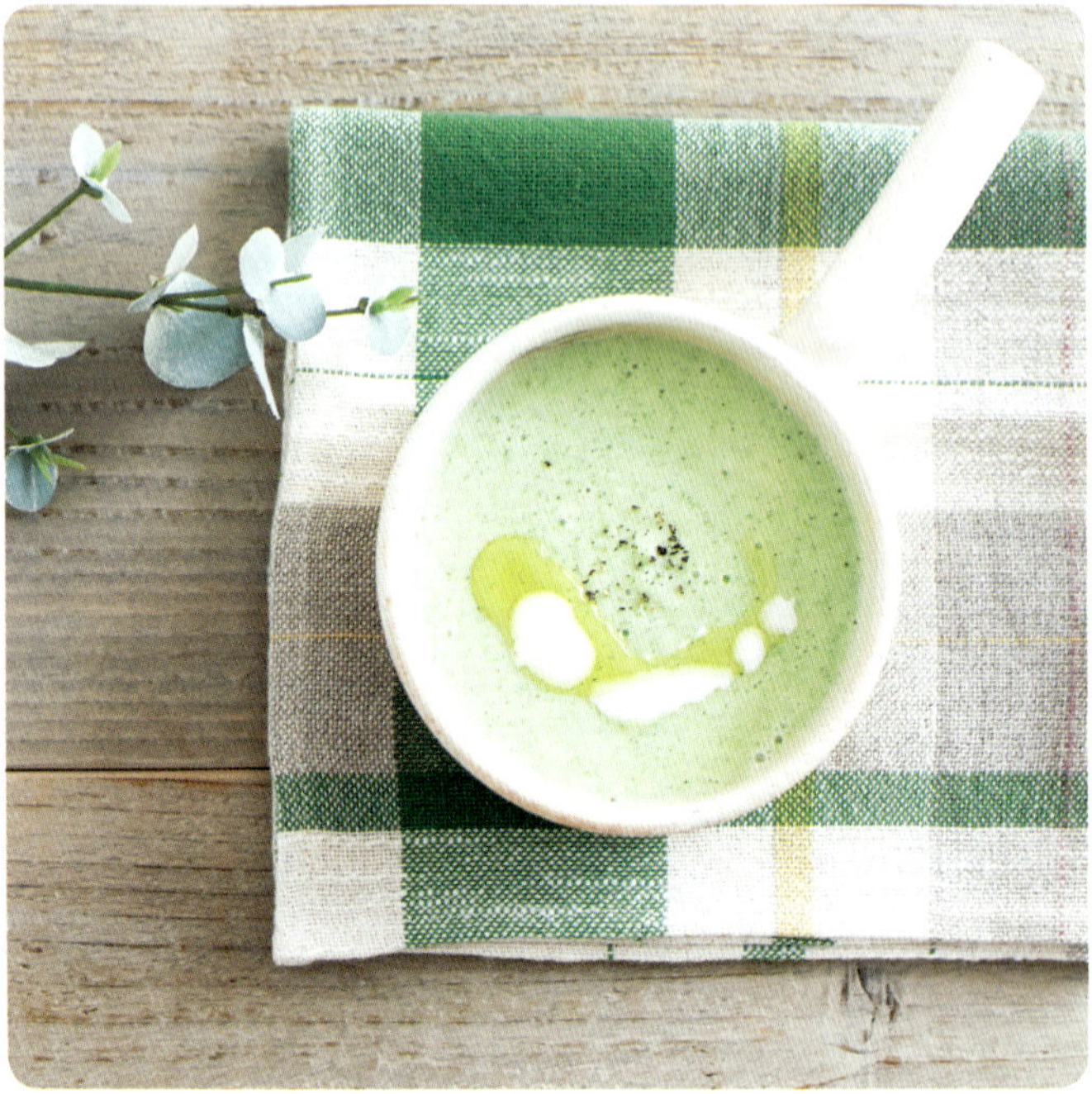

ブロッコリーのポタージュ

- ブロッコリーはたんぱく質、ミネラル、食物繊維、ビタミン類を含む。
- 玄米のビタミンB1がたんぱく質の吸収率を高める。

memo
亜麻仁油はαリノレン酸の働きで、血行促進と新陳代謝アップが期待できます。熱に弱いので、仕上げにちょい足しがよいでしょう。

［材料］1人分

- 玉ねぎ…中サイズ1/4個強（みじん切り）
- ブロッコリー…大3房
- 塩…小さじ1/2
- 玄米ごはん…小さめのお茶碗1/3杯
- 豆乳…100ml
- 水…50ml

○仕上げ
- 亜麻仁油…適量
- ブラックペッパー…適量

［つくり方］

①フライパンに菜種油（または米油など。分量外）を熱し、中火でカラメル色になるまで玉ねぎを炒める。
②ブロッコリーと塩を加え、全体がしんなりするまで炒める。
③ブレンダーに②、玄米ごはん、豆乳、水を加え、なめらかになるまでかく拌する。
④器に注ぎ、亜麻仁油、ブラックペッパー、豆乳（分量外）をかける。

\ point /

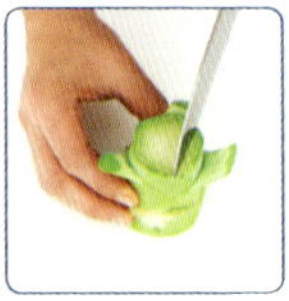

ブロッコリーの芯は白い部分に沿って皮をカットすれば使える。

キュッと上がったお尻

まいたけとブロッコリーとパプリカの山椒マリネ

■炭水化物や脂質の代謝をサポートするビタミンDはまいたけやブロッコリーにたっぷり含まれる。

■隠し味の粉山椒はお好みで。

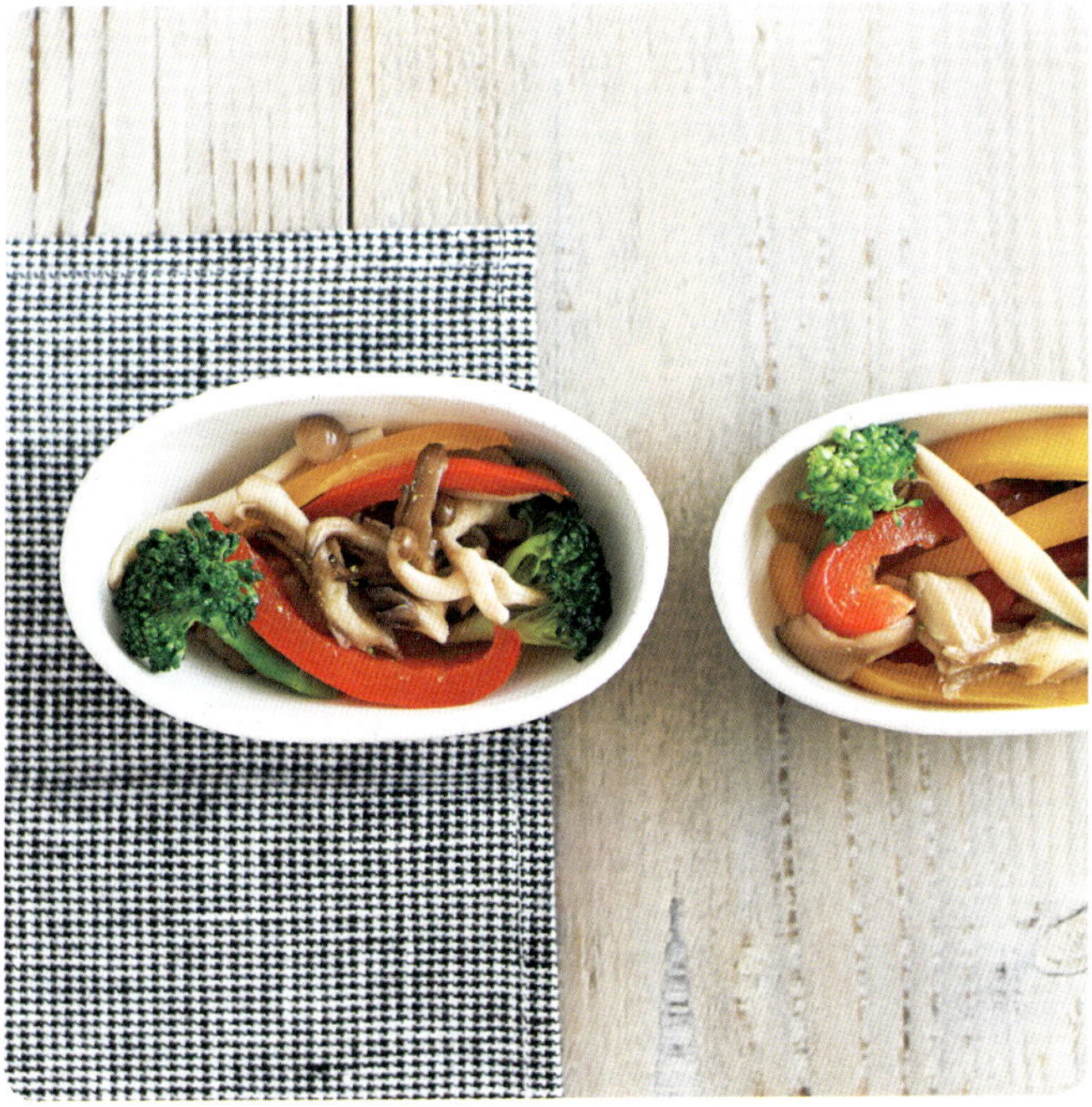

［材料］2人分

・まいたけ・しめじ…1/8パック
・パプリカ（赤、黄）…各1/8カット
・ブロッコリー…小房4つ
・菜種油…小さじ1/2
○マリネ液
　・醤油…小さじ1/2
　・すし酢…小さじ1
　・レモン果汁…少々
　・粉山椒…少々

［つくり方］

① 鍋にまいたけ、しめじ、パプリカ、ブロッコリー、菜種油、水大さじ2（分量外）を入れ、蓋をして中火で2分ほど蒸す。
② 蒸し上がったら湯切りをして、ボウルなどにうつす。
③ ②が熱いうちに混ぜ合わせておいたマリネ液を加え、味をなじませる。

＼Point／

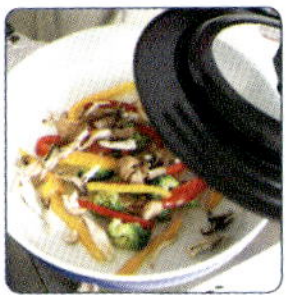

余計な油分を摂らないという意味でも、少ない水で蒸す。

memo
市販のマリネには、案外多くの糖類が使われています。短時間で簡単につくれるのでトライしたいもの。彩りもきれいで食卓が華やぎますよ。

塩分の多い食事は、やはりどうしてもむくみやすくなります。あずきやバナナなど、
利尿作用があり水分の代謝を促す食材でバランスをとりつつ、味つけにも注意しましょう。

鶏ささみの香草包み蒸し

memo

余計な脂質を落とし、旨味を封じ込める蒸し料理。特別な道具がなくても、クッキングシートかアルミ箔、フライパンがあればつくれます。

- 鶏ささみは代謝にはたらくビタミンB1や亜鉛を含む。
- むくみによいバナナは加熱すると甘みが増す。
- 抗酸化作用のあるバルサミコ酢は煮詰めると甘くなる。

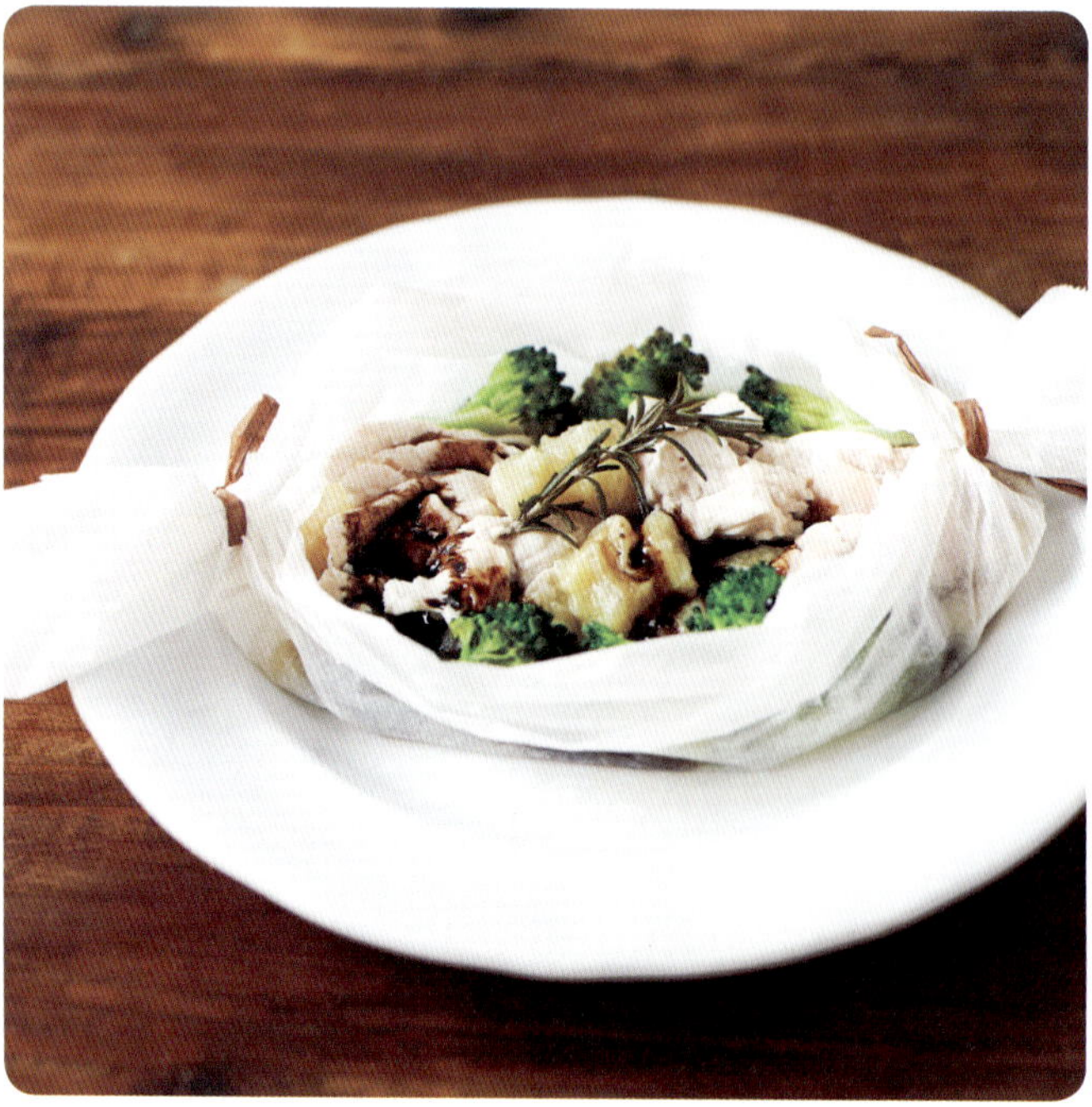

[材料] 1人分

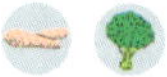

- 鶏ささみ…1本(ひと口大にカットし、塩をひとつまみまぶす)
- バナナ…1本(輪切り)
- ローズマリー…1本
- 白ワイン…大さじ1
- ○ソース
  - バルサミコ酢…100ml(大さじ1杯程度になるまでフライパンで煮詰める)
- ○用意するもの
  - クッキングシート(またはアルミ箔)…40cm角

[つくり方]

①クッキングシート(またはアルミ箔)を広げ、中央にバナナ、鶏ささみ、ローズマリーの順でのせる。その周りにブロッコリーを並べたら、全体に白ワインをかける。

②クッキングシートの上下を重ね合わせ、左右をキャンディーのようにねじる。

③フライパンに②をのせ、1.5cmほど水をはり(分量外)、蓋をして中火で5分ほど蒸す。包みを開き、ささみが白くなっていたら蒸しあがり。バルサミコソースをかける。

\ point /

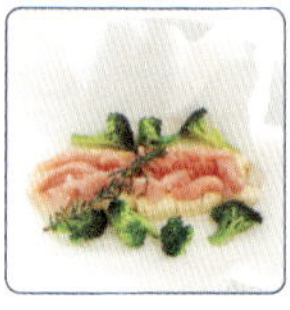

バナナが熱を受け止め、急な加熱で肉が硬くなるのを防ぐ。

メリハリのある ふくらはぎ

あずきカレー

- あずきはひと晩水にさらしてから茹でる。
- あずきの茹で汁は解毒作用があるといわれる。
- カレールーを使わないので、味の決め手は玉ねぎ。

memo さっぱり食べたい日は、牛肉を入れずにつくるのもあり。玉ねぎの旨味とあずきのコクで、動物性たんぱく質がなくても満足感があります。

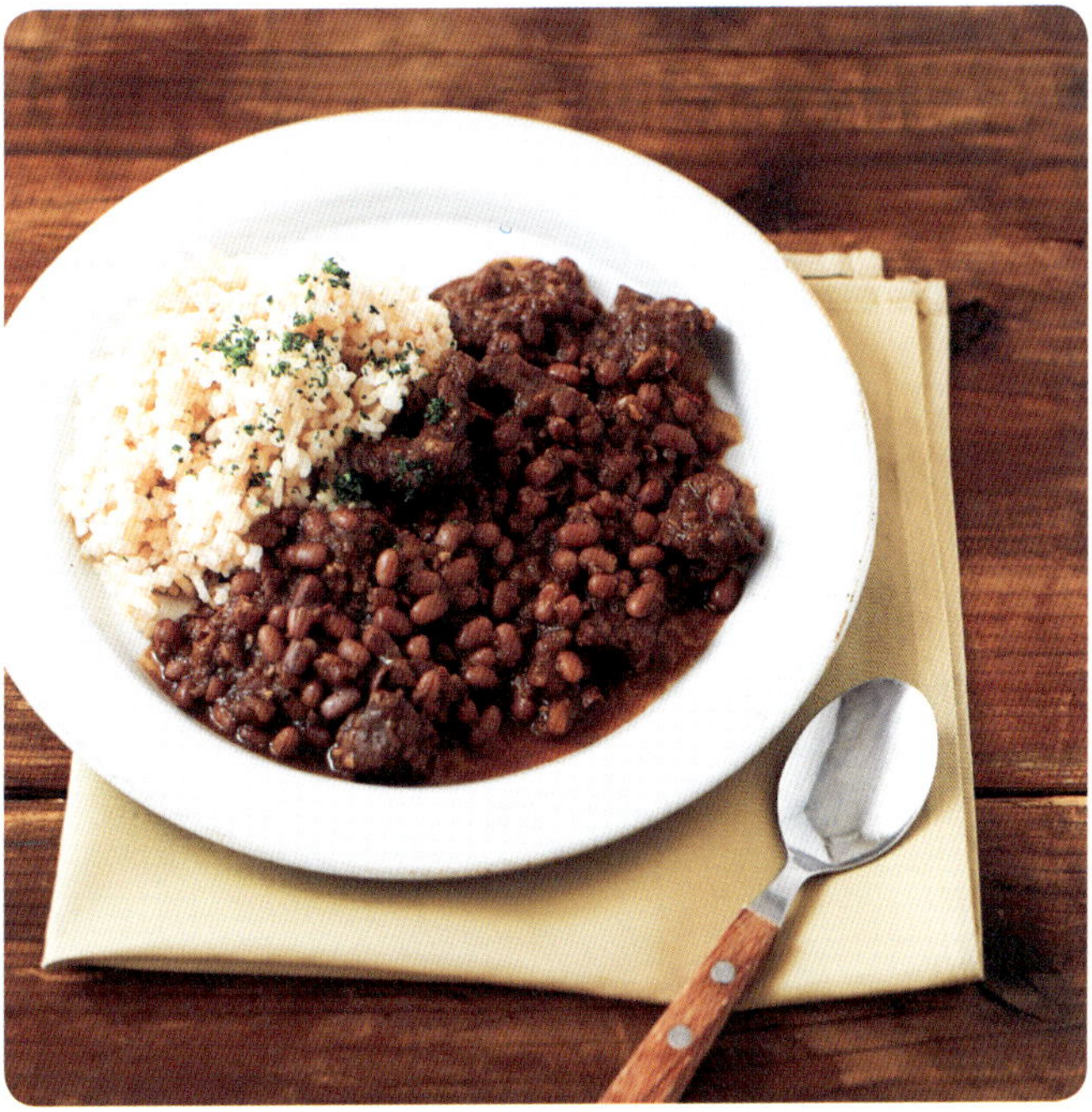

\ point /

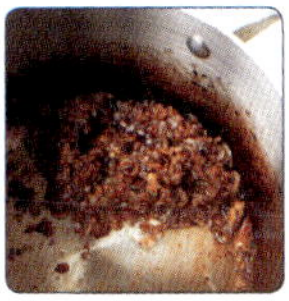

焦げ＝甘みが増したサイン。焦げつきそうになら少量の水を。

[材料] 2〜3皿分

- 玉ねぎ…1個（みじん切り）
- にんにく…1片（みじん切り）
- 米油（または菜種油）…大さじ2
- トマト…1個（皮ごと角切り）
- 牛肉…150g（ひと口大にカットして軽く塩胡椒をふる）
- 茹であずき…300g
- アクを取ったあずきの茹で汁…500ml（または水か昆布だし）
- 塩…小さじ1と1/2
- パセリ…適量（なくてもよい）

○スパイス
- クミンパウダー（またはクミンシード）…小さじ1/2
- シナモンパウダー…小さじ1/2
- ガラムマサラ…小さじ2

[つくり方]

1. 鍋に米油（または菜種油）を熱し、玉ねぎ、にんにくを20分ほど、飴色になるまで弱〜中火で炒める。
2. ①にトマトを加え、水分を飛ばすように弱〜中火で炒める。
3. ②へ牛肉とガラムマサラ以外のスパイスを加え、炒める。
4. あずき、あずきの茹で汁、塩を加えて5分ほど煮込み、仕上げにガラムマサラを加える。皿によそい、お好みでパセリを散らす。

お米や根菜類など、糖質は普段の食事で摂れる栄養素です。でも、甘いものが食べたい日も。
そんなときは、罪悪感なく体によいと感じられる“攻めのスイーツ”を！

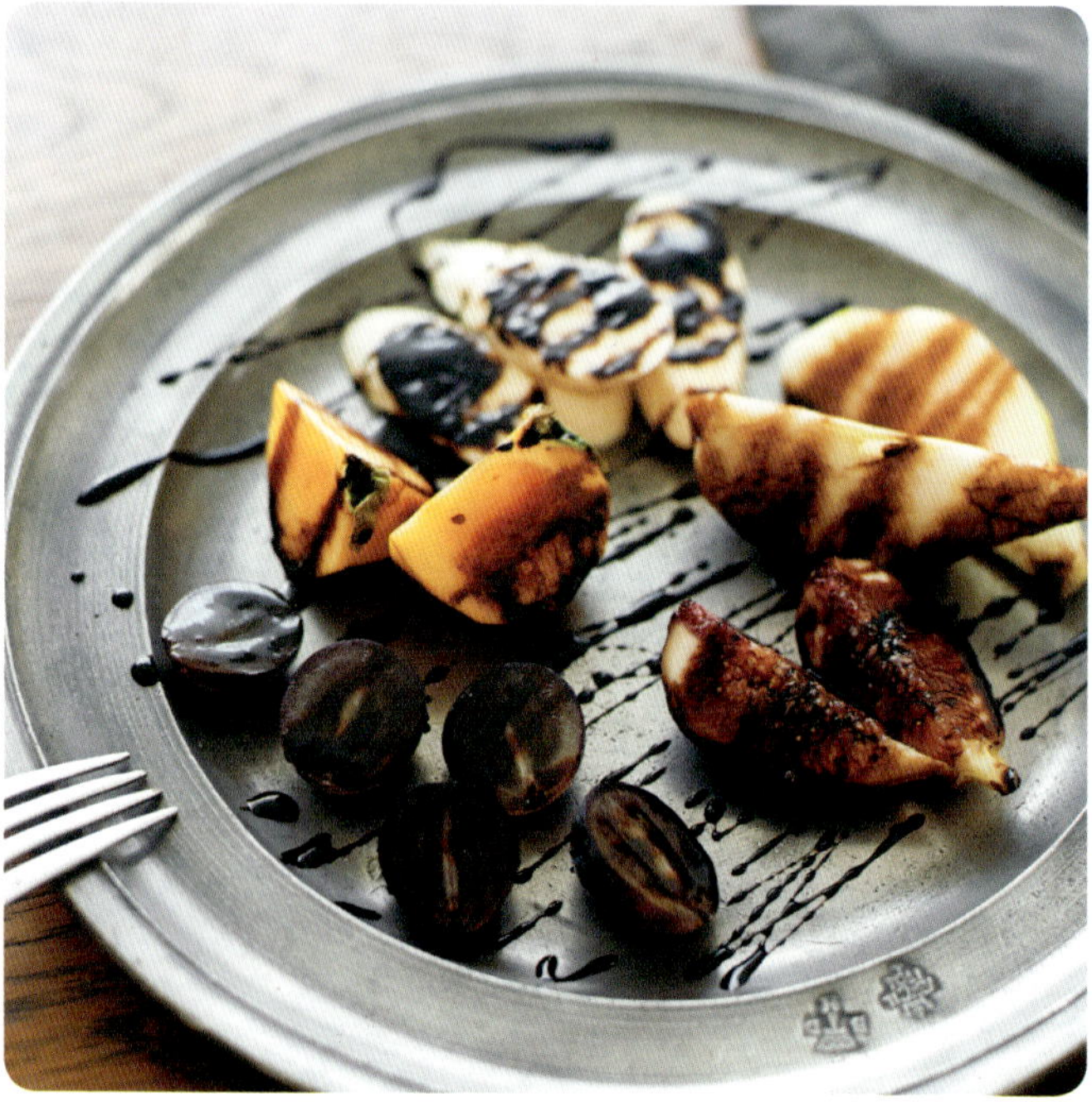

旬の果物 バルサミコ酢のソースがけ

- 酢は運動後の疲労軽減にもよい。
- 果物も加熱すると、さらに甘みが増す。
- 旬の果物は季節に必要な栄養素を含む。

memo

バルサミコ酢の色はポリフェノールの色で、黒酢の約3倍含まれているとも。肌荒れや紫外線を浴びすぎたときの回復などに役立ちます。

［材料］1人分

- バルサミコ酢…200ml
- お好みの果物…適量（食べやすい大きさにカット）

［つくり方］

① フライパンにバルサミコ酢を加え、強火から沸騰したら中火にして、焦げつかないようにで煮詰める。バルサミコ酢の量が1/4程度に減る。
② お皿に盛った果物に①をかける。

\ point /

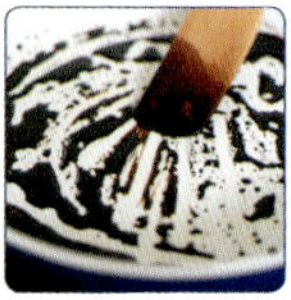

フライパンに線を描けるようになったら煮詰まったサイン。

ご褒美スイーツ

ココナッツオイルの生チョコレート

- ココナッツオイルの冷えると固まる特徴を利用。
- 運動前に食べると持久力に必要なエネルギーに。
- 溶けやすいので保存は冷蔵庫で。

memo レーズンの代わりにラズベリーやブルーベリー、ゴールデンベリーなど、酸味のあるドライフルーツを使っても。ナッツ類もおすすめ。

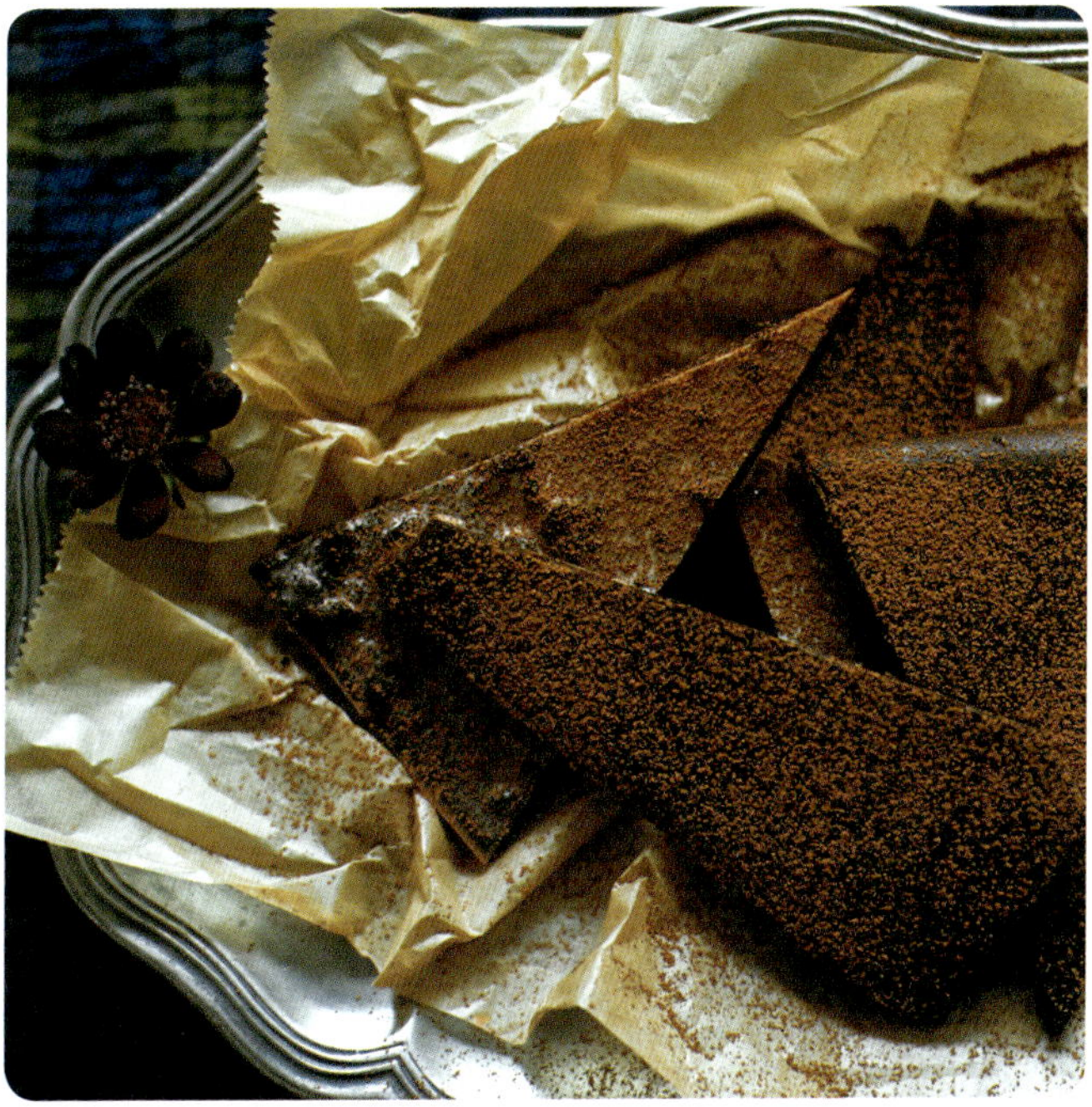

\ point /

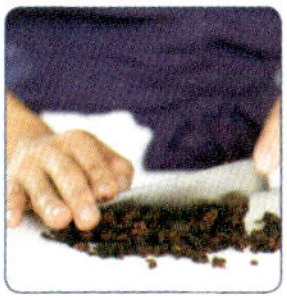

レーズンはできるだけ細かく刻むと甘みが分散する。

[材料]　2人分（約20cm×10cmのバットでつくる1枚分）

- ・レーズン…大さじ山盛り2
- ・ココナッツオイル…大さじ5（湯煎で溶かす）
- ・メープルシロップ…大さじ2弱
- ・カカオパウダー（無糖）…大さじ1と1/2

◯用意するもの

- ・バット（約20cm×10cm）
- ・クッキングシート…適量
- ・ラップ…適量

[つくり方]

①レーズンを米粒大に刻む。
②ボウルなどでココナッツオイル、メープルシロップ、カカオパウダーを混ぜ合わせる。
③②に①を加え、混ぜ合わせる。
④クッキングシートを敷いたバットに③を流し入れる。粗熱がとれたらラップをかけて、冷蔵庫で冷やし固める。
⑤固まったら取り出し、食べやすいサイズにカット。お好みでカカオパウダー（分量外）を振りかける。

味噌入りグラノーラバー

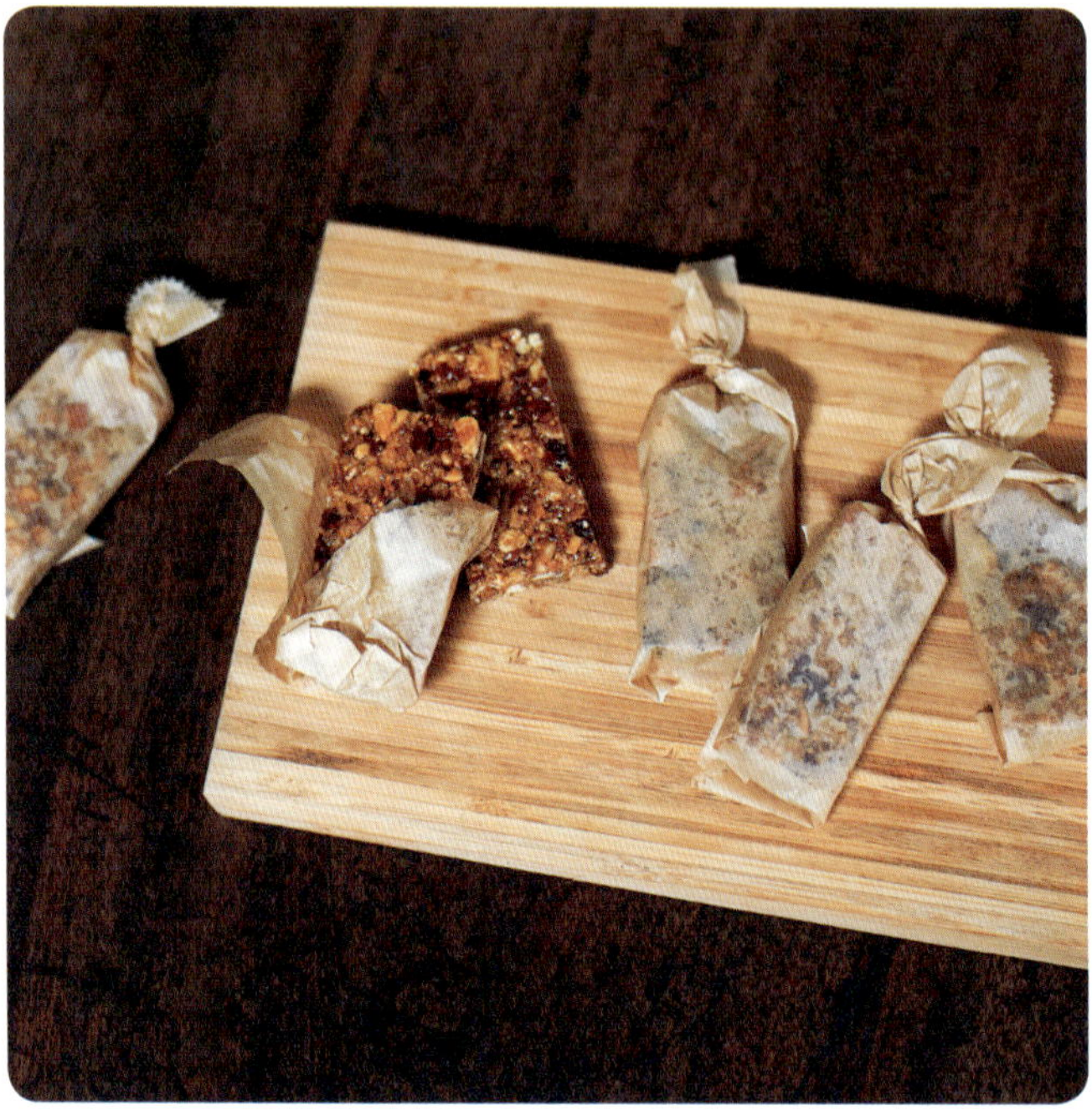

- 携帯できるスイーツ。長距離ランの休憩中などに。
- 穏やかに吸収される糖類をキャラメル状にして固める。
- 味噌の塩気が汗で失ったミネラルを補給できる。

memo
酸味の強いゴールデンベリーの代わりに、レーズンやクランベリーなど、お好みのドライフルーツを使っても甘ずっぱさが病みつきに。

[材料]
つくりやすい分量（目安12cm×15cm1枚分）

- ココナッツミルク…大さじ3と1/3
- ココナッツシュガー…大さじ2
- 玄米水飴…大さじ1　・味噌…小さじ1
- グラノーラ（またはオートミール）…1と1/2カップ
- ミックスナッツ（無塩）…大さじ3強（50g。砕いておく）　・ゴールデンベリー…大さじ山盛り2（30g。米粒大に刻んでおく）

○用意するもの
- クッキングシート…1枚（天板の大きさに合わせてカット）

[つくり方]
①オーブンを180度に予熱しておく。
②フライパンにココナッツミルクとココナッツシュガーを入れ、弱火にかける。ゆっくりと混ぜながら、砂糖を溶かしていく。
③玄米水飴と味噌を②へ加え、さらに混ぜる。
④グラノーラ、ミックスナッツ、ゴールデンベリーを加えて、手早く混ぜる。
⑤オーブンの角皿にクッキングシートを敷き、押しつけるように成形する。
⑥180度のオーブンで8～10分焼き、冷蔵庫で1時間ほど冷やす。固まったらカット。

\ point /

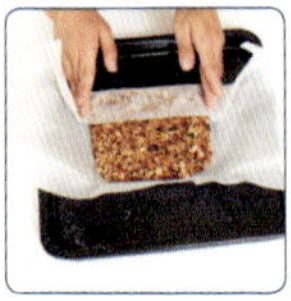

焼く前に、なるべく四角に形成すると切り分けやすい。

チアシード入り甘酒

■「飲む点滴」ともいわれる栄養満点の甘酒が主役。

■甘酒はアルコール・砂糖無添加を。玄米甘酒はより甘い。

■キウイフルーツだけでなく、甘酸っぱい果物と相性がよい。

memo ミキサーを使う場合は、皮をむいて1/8程度にカットしたキウイフルーツ、材料すべてを入れ、30〜45秒くらいかく拌して完成。

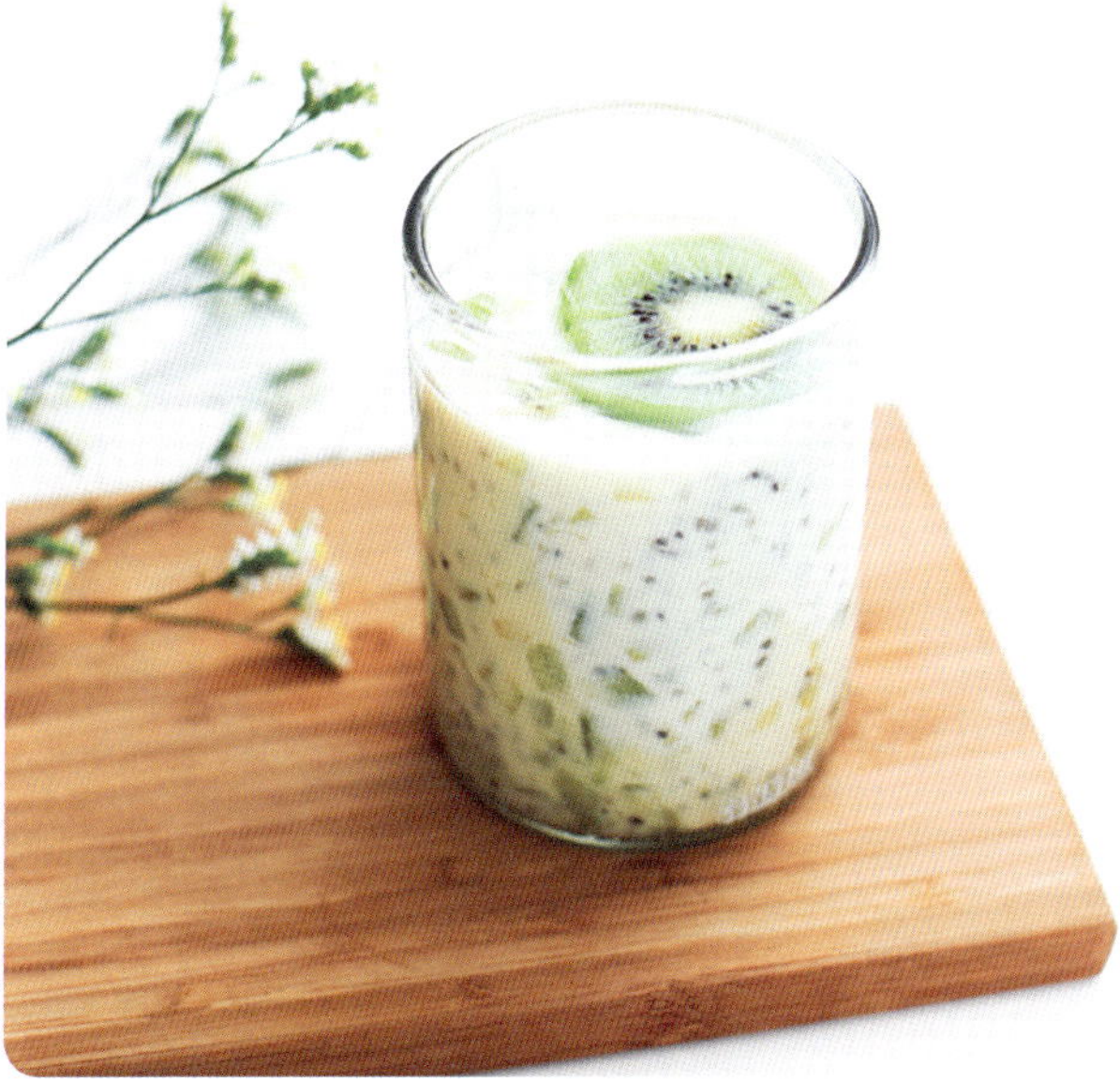

\ point /

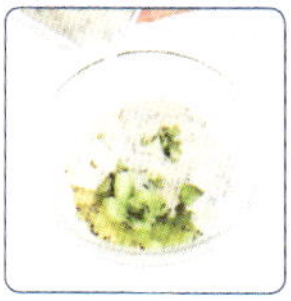

チアシードは必ず水で戻してから使う。しっかり混ぜて完成。

[材料] コップ1杯分

- 玄米甘酒(2倍濃縮タイプ)…大さじ2
- 豆乳(水でも可)…大さじ4
- 水で戻したチアシード…大さじ2
- キウイフルーツ…1個(細かくカット、彩り用に輪切りを1枚残しても)

[つくり方]

① ボウルにすべての材料を入れ、混ぜる。

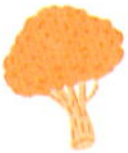

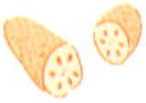

EAT GOOD for LIFE column ③

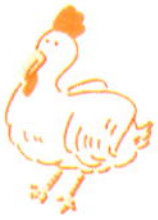

地場のものを食べる“地産地消”

その土地で育てられたものやつくられたものを食べる“地産地消”という考えがあります。メリットは、たくさん。生産者の顔が見える。輸送コストや輸送時に発生する二酸化炭素の削減につながる。ものが売れることで、経済が潤ったり新たな生産者が増えたりして地域が活性化するなど。たとえば私は東京に住んでいるのですが、地球の裏側で育ったかぼちゃより北海道で育ったもの、北海道より東京、というように、できるだけ自分から近い場所で育てられたものを意識して選びます。

そのよさは、環境や経済の話だけにとどまりません。土地のものを食べることで、そこの気候に対応し、体がすばやくなじんでいくのです。暑い国には体を冷やす働きのある果物が育ちやすく、寒い国では体を温めるスパイスを食べるように、その土地のものは理にかなっていることが多いよう。とくに海外で生活する際は、現地で育ったものを積極的に食べています。旅先ではそんな視点で食材や料理を選んでみるのも、おすすめです。

YELLOW PAGE

買い物や料理をするうえで
知っておきたい食材の基本知識と
食にまつわるお店情報を集めました。
食材の選び方や保存方法などで困ったときや
新しい出会いがほしいときなど
ぜひこのページをめくってください。
“なにかいいこと”が見つかるかも。

食材図鑑

あ行

【アーモンド】

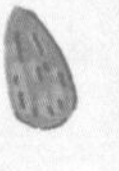

[旬]通年
[選び方]なるべく有機で、塩や油が添加されていない素焼き。
[保存方法]密閉容器へ。
[解説]「老化抑制ビタミン」とも呼ばれる、抗酸化作用のあるビタミンEが豊富。活性酸素による体細胞や血管の酸化(老化)を防ぐ。成分の約50%は良質な脂質。目安は一日10粒。空腹時はもちろん、食前に食べると血糖値の急上昇を抑えるはたらきがある。

【あずき】

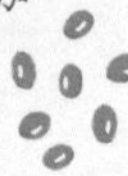

[旬]通年
[選び方]国産。赤色が濃く、艶がありシワのないもの。
[保存方法]湿気を嫌うので、紙袋などに入れて風通しのよい場所へ。
[解説]日本では『古事記』の時代から愛されてきた。主成分である炭水化物とたんぱく質以外に、ビタミンB1・カリウム・鉄などを多く含む。外皮には苦味成分のサポニンが含まれ、利尿作用によるむくみ解消や、血液浄化が期待。食物繊維も豊富で、腸内環境を健やかに導く。

【アスパラガス】

[旬]春
[保存方法]2〜3日で食べる。
[解説]グリーンとホワイトがあり、栄養成分が多いのはグリーン。アミノ酸の一種であるアスパラギン酸が、疲労回復を促す。抗酸化作用に優れるビタミンAや、貧血の予防・改善によい葉酸、骨の健康に不可欠なビタミンKなども豊富。油を使った炒め物や揚げ物にむいている。

【アボカド】

[旬]通年
[選び方]ヘタを指で触り、グラグラしているものが熟し食べごろ。
[保存方法]保存袋などに包み冷蔵庫へ。緑色の未熟果なら、温度20度前後の場所に置く。
[解説]70%以上は脂質で、オレイン酸・リノール酸・リノレン酸などの血をさらさらにする不飽和脂肪酸を含む。また、抗酸化力の高いビタミンEは、果物のなかでも屈指の含有量。さらに、ビタミンB群(B1・B2・B6・葉酸)も充実しており、造血作用や美しい肌づくりも期待できる。

【いちご】

[旬]春
[選び方]張りと艶がある。
[保存方法]水に濡れると傷みやすくビタミン類が損なわれるので、洗わずにラップや保存袋で覆って冷蔵庫の野菜室へ。
[解説]ビタミンCや食物繊維が豊富。ビタミンB群の一種である葉酸も多く、中サイズを10個ほど食べれば、一日の摂取推奨量をクリア。血液循環系のリスク低減などにも貢献してくれる。また、老化を抑える抗酸化作用のあるフラボノイド・アントシアニン・フェノール酸なども含む。

【ウーロン茶】

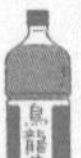

[旬]通年
[保存方法]湿気・高温・光を防ぐ。機密性の高い容器に入れ、冷暗所で保存。
[解説]「ウーロン茶ポリフェノール」と呼ばれる特有の成分が発揮する強い抗酸化力で、老化につながる活性酸素のはたらきを抑制する。殺菌・消炎・抗アレルギー・脂肪燃焼などのはたらきがあるサポニン、脂肪分解酵素のはたらきを強めるタンニン・カフェインも含む、ダイエットの味方。

【えのきだけ】

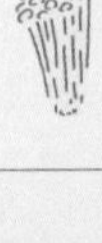

[旬]秋
[選び方]白く張りがあり、かさが開ききっていないもの。べとつきがないもの。
[保存方法]保存袋に入れて冷蔵庫へ。根を落とすと鮮度が急に落ちる。
[解説]きのこ類のなかでも、エネルギー代謝に欠かせないビタミンB1・B2を多く含む。血行をよくするナイアシンの含有量も多く、冷え性改善や二日酔いの予防にもよい。近頃では、代謝を活性化して脂肪を燃焼させるとされる、独自の栄養素「エノキタケリノール酸」の存在も注目の的。

【オクラ】

[旬]夏
[選び方]7〜8センチでうぶ毛が細かく、柔らかそうなもの。
[保存方法]ラップや保存袋に包み、冷蔵庫の野菜室へ。
[解説]ネバネバのもとは、ペクチンやムチンなどの水溶性食物繊維。整腸効果・血糖値の上昇抑制・悪玉コレステロールの吸収を抑えるなどといったはたらきがある。ムチンは粘膜の保護や、たんぱく質の消化も助け、胃腸が弱りがちな夏にぴったり。

【かぼちゃ】

[旬]秋

[選び方]重みがあり、ヘタの切り口がコルクのように乾いているのが完熟のサイン。

[保存方法]カット済みはわたと種を取りラップをして冷蔵庫へ。

[解説]果肉のオレンジはβカロテンによるもの。抗酸化作用があり、風邪など感染症予防にも役立ち、油を使った料理と相性がいい。ビタミンC・Eも野菜のなかではトップクラスの含有量で、血行促進や肌荒れ予防にも。西洋かぼちゃの炭水化物含有量は日本かぼちゃの約2倍。

【かぶ】

[旬]冬

[選び方]根の部分の皮がなめらかで、表面に艶と張りがあるもの。葉がみずみずしいもの。

[保存方法]根と葉を切り離し、冷蔵庫の野菜室へ。根は保存袋、葉は湿らせた新聞紙などで包む。

[解説]葉のほうが栄養素に優れ、βカロテンの含有量は小松菜と同等。ビタミンC・E・カリウム・カルシウム・鉄・食物繊維なども多い。根の部分は大根と似ており、カリウム・ビタミンC・食物繊維のほか、消化を助けるでんぷん分解酵素を含む。生のままスライスして食べてもいい。

【キウイフルーツ】

[旬]冬

[選び方]皮を触ったときに弾力を感じられれば食べ頃。

[保存方法]硬さが残るものは、保存袋に入れて冷蔵庫へ。りんごやバナナと一緒に袋へ入れておくと、追熟が進みやすい。

[解説]ビタミンC、抗酸化力の強いビタミンEが豊富で、風邪予防や美肌に。エネルギーに変わりやすいブドウ糖、疲労を軽減するクエン酸も多く、運動前後の軽食にも。また、たんぱく質分解酵素のはたらきで、肉料理と一緒に食べれば胃もたれ予防になる。

【きくらげ】

[旬]秋

[選び方]白と黒がある。

[保存方法]生も乾燥も湿気を嫌うので、密閉容器に入れる。

[解説]きのこ類のなかでは断トツの食物繊維で、腸内環境の改善に貢献。ミネラルやビタミンB群、骨や歯を丈夫にするのに欠かせないビタミンDも多い。また、炭水化物や脂質がエネルギーに変わるのを助けるナイアシンも含有。アルコールの分解を促すので、二日酔い対策にも。

【キャベツ】

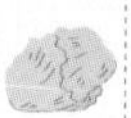

[旬]春

[選び方]芯が中心にあるもの。

[保存方法]芯をくり抜き濡らしたキッチンペーパーなどを詰め、保存袋に包んで冷蔵庫で保存。

[解説]ビタミンCが豊富で、大きめの葉2枚程度で1日分の必要摂取量に達する。特有の重要な成分はビタミンU。アミノ酸の一種で、胃粘膜の修復や肝臓の機能回復などのはたらきをもち、お酒を飲みすぎた後などによい。たっぷりの食物繊維で、便秘解消や肥満予防にも役立つ。

【きゅうり】

[旬]夏

[選び方]皮に張りがあり、とげがチクチクするぐらいのもの。

[保存方法]水気を拭いて保存袋などに包み、冷蔵庫へ。

[解説]水分が約96%と多く、利尿作用のあるカリウムたっぷり。昔から、夏の疲れからむくみやだるさが溜まったときは、利尿・解毒剤がわりにされてきた。おすすめの食べ方はぬか漬け。ぬかに含まれるビタミンB1・B6がきゅうりへ浸透し、乳酸菌により疲労回復にも役立つ。

【栗】

[旬]秋

[選び方]皮の色つやがよく、形がしっかりしたもの。

[保存方法]おがくずと一緒に保存袋に入れて冷蔵庫へ。

[解説]主な成分は炭水化物で、なかでもでんぷんが多い。栗に含まれるビタミンCはでんぷん質に守られ、加熱しても損なわれにくい。たんぱく質・脂質・ビタミンB1・B6のほかに、渋皮にはポリフェノールの一種であるタンニンが。食物繊維も多いので、渋皮をつけたまま料理を。

【くるみ】

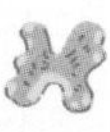

[旬]通年

[選び方]生または塩や油などが添加されていない素焼きを。

[保存方法]密閉容器へ。酸化しやすいので早めに食べきる。

[解説]主成分は脂質だが、体内でつくることができない多価不飽和脂肪酸が豊富。悪玉コレステロールの低下やアレルギー予防、血流改善など、体の維持に役立つ。また、抗酸化作用の高いビタミンEやオレイン酸も含み、美肌にも期待。ナッツのなかでは比較的、低糖質ともいわれる。

【ごぼう】

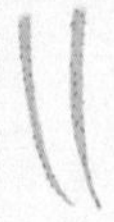

[旬]春

[選び方]できれば土つき。育ちすぎは大味の可能性が。

[保存方法]土つきなら新聞紙に包み冷暗所へ。洗いの場合はラップで包み、冷蔵庫の野菜室へ入れ、なるべく早く食べきる。

[解説]不溶性と水溶性、両方の食物繊維をともに多く含む。腸内環境を整え、コレステロールの上昇を抑えるほか、生活習慣病の予防にも。アクの主成分であるポリフェノールは体の老化を防ぐといわれる。食べる際はビタミン類など、ごぼうに不足した栄養素との組み合わせがおすすめ。

【ごま】

[旬]通年

[選び方]皮つきのほうが栄養面では優れている。すりごまを使う場合は、使う直前に乾煎りしてすると、香りがよく酸化も防ぐことができる。

[保存方法]湿気ないよう密閉容器に入れ、冷暗所へ。

[解説]良質なたんぱく質と脂質が主成分で、脂質にはコレステロールの上昇を抑えるはたらきが。ビタミンB群・E・カルシウム・鉄など、女性の美容と健康に欠かせない栄養素も豊富。近頃では独自の抗酸化物質、セサミンが注目の的。老化予防や抗アレルギーなども期待できるとされる。

【小松菜】

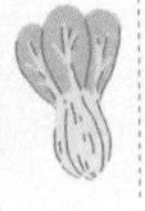

[旬]春

[選び方]丈は短め。歯肉が厚く、濃い緑。やわらかそうな葉。

[保存方法]水で湿らせた新聞紙などで包み、保存袋に入れて冷蔵庫の野菜室へ。

[解説]寒さに強い緑黄色野菜のひとつ。免疫力を高めるβカロテンのほか、カルシウムが豊富で、ほうれん草の約4倍。造血に欠かせない鉄も多く、女性にうれしい野菜だ。アクや癖が少ないので、生のまま食べると、ビタミンCなど栄養素を損ないにくい。茹でるなら短時間で。

【こんにゃく】

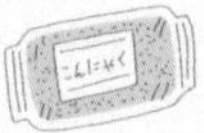

[旬]通年

[選び方]できれば生いもからつくられたもの。

[保存方法]袋の水が濁っているものはさける。

[解説]市販品の多くはこんにゃくいもの粉末に水や水酸化カルシウムを加えて整形したもの。生いもからつくるものはセラミドが豊富で、肌の水分量を上げるとされる。また、食物繊維に含まれるグルコマンナンは腸内でゼリー状の物質に変化し、コレステロールや酸化脂質を排出する役目も。

さ行

【さつまいも】

[旬]秋

[選び方]皮の色がきれいでなめらかなもの。ひげ根が生えていると繊維が多く、筋張っている場合が多い。

[保存方法]新聞紙に包み冷暗所へ。冷蔵庫はさける。

[解説]主成分の炭水化物に加え、腸を掃除する食物繊維、肌に張り艶を与えるビタミンC、細胞の老化を防ぐとされるビタミンEも含み、美容によい。皮の紫色はポリフェノールの一種で、老化を防ぐ抗酸化作用がある。βカロテンとビタミンB2が豊富なブロッコリーとの料理で、風邪予防に。

【さといも】

[旬]秋

[選び方]泥つきで表面が湿っているもの。実が固く、ふかふかしていないもの。

[保存方法]乾燥と寒さに弱いので、新聞紙に包み常温で。

[解説]水分が多く、むくみを解消するカリウムも豊富。独特のぬめりは胃粘膜を保護して胃腸の機能を高めたり、血中コレステロールを抑制したりする。加熱しすぎるとぬめりが落ちるので、短時間で調理を。食物繊維が豊富なごぼうやこんにゃくと栄養素の相性がよい。

【山椒】

[旬]通年

[選び方]茶色く変色していないもの。

[保存方法]水で湿らせたキッチンペーパーなどで覆い、ラップ。

[解説]独特の辛み成分はサンショオールと呼ばれ、大脳を刺激し、内臓器官の機能を高めるとされる。漢方では消化促進を助ける健腸薬だ。また、ホルモンの分泌を促し代謝を高め、発汗を促すことから、ダイエット面にも注目が。ただし局所麻酔性があるので、摂りすぎはだめ。

【しいたけ】

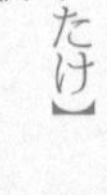

[旬]秋

[選び方]軸が太くて短く、かさにも丸みがある。かさの縁は内側に巻き込んでいるものがよい。

[保存方法]生は鮮度が落ちるスピードが早いので、使わない場合は軸を取り、冷凍保存を。

[解説]ビタミンB1・B2のほか、日光に当てるとビタミンDに変化する成分を含む。ビタミンDはカルシウムの吸収を高めるので、生のしいたけも料理する前に天日干しするとよい。抗ウイルス性物質のβグルカン、老化抑制によいとされる旨み成分のグアニル酸・グルタミン酸なども含む。

【しそ】

[旬]夏

[選び方]葉の色が濃く、パリッと張りがあり、茎の切り口が黒ずんでいないもの。水で洗うと香りが飛ぶので、そのまま使える無農薬栽培のものがおすすめ。

[保存方法]風味が落ちないうちに使い切る。丈夫で虫がつきにくいので、鉢植えで自家栽培も。

[解説]青じそと赤じそがあり、栄養素を多く含むのは青。美肌に欠かせないβカロテンの含有量は、緑黄色野菜の中でもトップクラス。また、香りは刻むことで引き立ち、薬効も高まる。近年では、実の油に含まれるαリノレン酸に、アレルギーをやわらげる作用があることもわかった。

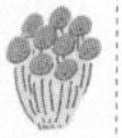

【しめじ】

[旬]秋

[選び方]軸が太くて短く、かさに丸みがある。かさの縁は内側に巻き込んでいるものがよい。

[保存方法]生は鮮度が落ちるスピードが早いので、使わない場合は軸を取り、冷凍保存を。

[解説]出まわっているものの多くはヒラタケの一種で、野生種のほんしめじは年々少なくなっている。優れているのは、カルシウムの吸収を助け、丈夫な歯や骨に欠かせないビタミンD。脂質やたんぱく質の代謝を高めるビタミンB群も豊富で、鶏肉や豆腐などと組み合わせた料理によい。

【じゃがいも】

[旬]夏

[選び方]皮が青緑色に変色していないもの。表面に張りがあり、シワがないもの。

[保存方法]紙袋や段ボールに入れ、冷暗所へ。長期保存する場合はりんごを一緒に入れると発芽を抑える。

[解説]カリウムが豊富で、血圧の安定やむくみ改善の働きがある。栄養価値の高さから、フランスでは「畑のりんご」とも。でんぷん質がビタミンCを保護するため、加熱しても損失しにくいのも特徴。美肌、夏風邪や夏バテ予防などに貢献する。青い皮や発芽部分はのぞいて食べること。

【生姜】

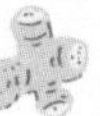

[旬]夏

[選び方]皮がしまっていて、表面が乾きすぎていないもの。

[保存方法]風通しのよい室温。乾燥すると繊維が多くなるので、湿らせた新聞紙に包む。

[解説]辛みの主成分であるジンゲロールは、血行促進や体を温め発汗を促すなどのはたらきがあり、風邪や冷え性対策に。近年では、抗菌作用や抗酸化作用も注目を集めている。胃腸の機能を高めるともされ、漢方にも。肉を生姜に漬けると、たんぱく質の分解酵素が消化を促してくれる。

【すいか】

[旬]夏

[選び方]縞模様のはっきりしているもの、種が周囲に広がっているものほど、甘みが強い。切ったすいかを選ぶ場合は、切り口がなめらかなものを。

[保存方法]冷蔵庫が基本。

[解説]ナトリウムの排出を促すカリウムを含み、むくみ解消に。果肉が赤いものはリコピン、黄色いものにはβカロテンが含まれ、それぞれ抗酸化作用があることから、強い日差しを浴びる夏にもってこい。捨てがちな白皮には、血管の若返りや疲労回復、代謝を促すとされるシトルリンが。

【セロリ】

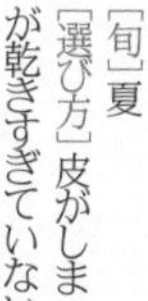

[旬]冬

[選び方]表面に張りと艶があり、葉の緑色が鮮やかなもの。

[保存方法]洗わずにラップや保存袋で覆い冷蔵庫の野菜室へ。

[解説]特有の香りのもとであるアピインは、神経系にはたらき、イライラを抑える。胃液の分泌も促し、食欲もアップ。栄養成分はそれほど多くないが、微量ながらビタミンB群(B2・B1・葉酸)・カリウムを含む。葉は茎のおよそ2倍もの栄養素を含むので、サラダや炒め物などに使おう。

た行

【大根】

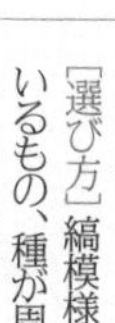

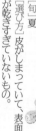

[旬]冬

[選び方]ヒゲ根が少なく、根の部分は肌が白い、張りと艶があるもの。首の黒ずみがひどい場合はさける。

[保存方法]葉と根を切り離し、湿らせた新聞紙などで包み、ポリ袋へ入れ冷蔵庫の野菜室へ。

[解説]「自然の消化剤」ともいわれ、胃腸のはたらきを助ける酵素がたっぷり。根の先端のほうが酵素活性が強いとされる。特有

のピリリとした辛みも胃液の分泌を高め、消化を促進。食物繊維も多く、コレステロールの上昇を抑える役目も。ローストした肉や魚へおろして添えるとよい。


【大豆】

[旬]通年
[選び方]虫食いや斑点、シワがなく、形がよいこと。

[保存方法]密閉袋の空気を十分に抜き、冷蔵庫へ。

[解説]「畑の肉」といわれるほどたんぱく質が豊富で、成分の約30%を占める。また、体をつくるのに欠かせない必須アミノ酸もバランスよく、ビタミンB群・Eなどの抗酸化ビタミンやミネラルも。さらに、大豆レシチン・大豆サポニン・イソフラボンなど、女性の健康維持にもよい成分も含む。


【たけのこ】

[旬]春
[選び方]切り口の断面が白く、頭の部分は黄色がかっている。

[保存方法]手に入れたらすぐに茹でてアク抜きを。水に浸して冷蔵庫に入れれば1週間はもつ。

[解説]生のものが出まわるのは3月末~5月初旬。カリウムやマンガンなどのミネラル、食物繊維は比較的多い。旨み成分のアスパラギン酸も多く、代謝アップ、疲労回復、スタミナ増強などに。独特のえぐみは掘った後に増すので、なるべく早くアク抜きを。


【玉ねぎ】
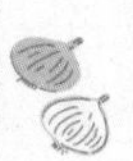
[旬]春
[選び方]表面が柔らかく浮いたようになっていないもの。春先に出まわる新玉ねぎを除けば、皮が固くしまったものがよい。
[保存方法]ネットなどに入れて湿気のないところに吊るす。
[解説]代謝や神経機能の働きを正常に保つ、ビタミンB1の吸収を助ける硫化アリルが含まれる。鼻や目にツンとした刺激を与える辛み成分で、胃のはたらきを活発に。切ったあと、空気に触れるにつれ薬効成分が増加するので、加熱する場合は刻んでから時間をおくとよい。

【唐辛子】
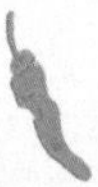
[旬]夏
[保存方法]乾かし密閉容器へ。
[解説]栄養素が豊富な緑黄色野菜の一種。注目は、辛み成分のカプサイシン。強い殺菌作用や抗菌作用で知られ、香りが胃液の分泌を促し、消化促進や食欲増進に。ホルモン分泌も促し、エネルギー代謝もアップ。体温が上がり、体脂肪などの分解、発汗作用などが期待できる。

【トマト】

[旬]夏
[選び方]ヘタが青くみずみずしく、重みがあるもの。

[保存方法]保存袋へ入れて冷蔵庫へ。

[解説]赤い色素は老化防止によいリコピン。疲労回復や血糖値を抑えるクエン酸、血液をサラサラにする香り成分なども含む。ビタミンEが豊富なごま・ピーナッツ・アーモンドとの食べ合わせは、抗酸化力をアップ。ごま油やくるみとのサラダは、リコピンやβカロテンを効率よく摂れる。

な行

【なす】

[旬]夏
[選び方]ヘタが尖っていて、触れると痛いくらいのものが新鮮。

[保存方法]新聞紙などで包み、冷蔵庫の野菜室へ。

[解説]漢方では体を冷やす野菜として、鎮痛や消炎に使われてきた。血行促進、利尿作用にも優れる。とくに、皮に含まれる色素成分のナスニンに強い抗酸化作用が。コレステロールの酸化を防ぎ、細胞の老化やがん化をセーブする作用も。眼精疲労の軽減や視力回復をサポートするとも。


【にら】

[旬]冬
[選び方]茎は切り口がみずみずしく、適度な弾力がある。葉はまっすぐにピンとしたものを。

[保存方法]鮮度が落ちやすいので早めに食べきる。

[解説]『古事記』や『万葉集』にも登場する香辛野菜。βカロテンのほか、ビタミンB2・B6・C・E・Kなどが豊富。これらの相乗効果で、老化抑制や風邪予防、疲労回復などに役立つ。独特のにおいはビタミンB1の吸収を助け、糖の代謝を円滑に。茹でるとやわらぐので鍋料理などに。


【にんじん】
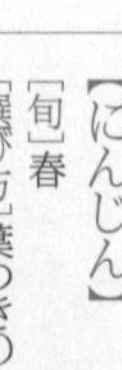
[旬]春
[選び方]葉つきのものは新鮮な証拠。葉がついていた部分の断面(芯)が細いものは、栄養価値が高いとされる。
[保存方法]冷暗所か冷蔵庫へ。湿気も乾燥も嫌うので、水分を拭き取ってから保存袋などに。
[解説]西洋にんじんのオレンジはβカロテン、東洋系にんじんの赤はリコピンによるもの。いずれも強い抗酸化作用をもち、美肌

に貢献。また近年では、含まれる因子が白血球を増やして免疫力を高めることや、がんのリスクを低下させることも実証されている。ぜひ皮ごと食べよう。

【にんにく】

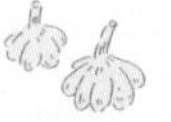

〔旬〕夏
〔選び方〕皮が白く、しっかり重なり、ふっくらしたもの。
〔保存方法〕網袋に入れて風通しのよい場所へ吊るす。
〔解説〕主な作用は辛み成分のアリシンによるもの。ねぎ類に共通する硫化アリルを含み、おろしたり切ったりすると抗酸化作用を発揮。加熱すると血液をさらさらにする成分へ。ビタミンB1と結合すると吸収率を高めてエネルギー代謝をスムーズにするので、豚肉と一緒に食べよう。

【ねぎ（長ねぎ）】

〔旬〕冬
〔選び方〕長ねぎは、根の白い部分に弾力があり、巻きがしっかりしたもの。青ねぎは、緑色が鮮やかで、葉がまっすぐなもの。
〔保存方法〕新聞紙で包み、冷暗所へ。
〔解説〕青い部分には、βカロテン・ビタミンC・カリウムなど。白い部分には香り成分の硫化アリルを含む。その香りは胃酸の分泌を促し、消化促進をするはたらきも。温熱作用や消炎作用にも優れる。鍋物などのだしに使える青い部分は加熱するととろみが出て、粘膜強化につながる。

は行

【パイナップル】

〔旬〕夏
〔選び方〕皮下の下部が黄色っぽく変わり。甘い香りが漂うようになったら完熟のサイン。
〔保存方法〕冷蔵庫の野菜室で。逆さに立てておくと甘みが全体にまわりやすい。
〔解説〕酢豚やスペアリブなどにも使われるが、たんぱく質分解酵素が消化を助けてくれるいい食べ合わせ。胃腸が疲れた日に食べれば、胃もたれや胸焼けを予防する。炭水化物の代謝を助けるビタミンB1も比較的多く、疲労回復や夏バテ予防にも。鉄の吸収を高めるビタミンCも豊富。

【白菜】

〔旬〕冬
〔選び方〕葉が隙間なく巻いていて、適度な弾力のあるもの。カットされている場合は、切り口が白いことが鮮度の目安。
〔保存方法〕丸のままは新聞紙で包み、冷暗所へ。カットしたらラップで包み保存袋へ入れ、冷蔵庫の野菜室へ。
〔解説〕成分の95％を水分がしめ、カリウムが豊富に含まれることから、利尿作用やむくみ、高血圧の防止に。ビタミンCも含み、風邪予防やストレスの軽減、疲労回復などにも役立つ。鍋料理やスープにして汁ごと食べると、水溶性の栄養素であるビタミンCやカリウムを摂りやすい。

【パセリ】

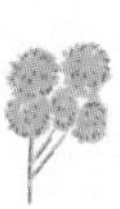

〔旬〕通年
〔選び方〕葉が濃い緑で縮れている。茎にみずみずしさがあり、切り口が黒ずんでいないもの。
〔保存方法〕水で湿らせて保存袋へ入れ、冷蔵庫の野菜室へ。
〔解説〕つけ合わせの印象があるが、栄養成分豊かなので、サラダなどに。βカロテン・ビタミンB群・C・E・Kなどの主要ビタミンのほか、カリウム・カルシウム・鉄・亜鉛・マンガンなどのミネラル類、食物繊維も。貧血を予防し、独特の香りは消化促進や食欲増進、口臭や体臭にもよい。

【バナナ】

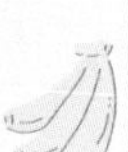

〔旬〕通年
〔選び方〕軸のつけ根がしっかりして、皮が均一に黄色い。斑点のあるものが食べ頃。
〔保存方法〕低温に弱いため、常温保存。青いバナナはりんごと一緒に保存すると、早く熟す。
〔解説〕体内でエネルギーにすばやく変わる良質な糖分を含み、スポーツ時や子どもの間食などに。でんぷんも含み、腹持ちもよい。老化抑制や動脈硬化予防につながるビタミンC・B6、むくみによいカリウムなどの栄養成分も多く、便秘予防で注目されるオリゴ糖も含む。

【パプリカ】

〔旬〕夏
〔選び方〕全体の色が均一で、表面にシワがなく、ヘタの切り口が鮮やかな緑色のもの。
〔保存方法〕表面の水分を十分に拭き取り、保存袋に入れて密閉してから冷蔵庫の野菜室へ。
〔解説〕ピーマンと同じ唐辛子類。βカロテンや抗酸化ビタミン（C・E）が多く、強い抗酸化力をもつ。赤やオレンジ色のものはにんじんに代表されるカロテノイドを含み、美肌や目の粘膜保護にもよい。肉厚の果肉は加熱してもビタミンCを逃しにくく、炒め物やオーブン料理などに。

【ビーツ(ビート)】

[旬]秋

[選び方]形がきれいな丸みを帯び、表面に凸凹がない。泥つきの方が鮮度は高く、切ったときの赤も鮮やか。

[保存方法]乾燥を嫌うので、新聞紙などに包み、風通しのよい場所か冷蔵庫の野菜室へ。

[解説]鮮やかな赤色とやや土くさい甘みが特徴。甘みは体内で分解されるとブドウ糖に変わり、脳のエネルギー源となる。赤血球の形成を助けるビタミンB1の一種である葉酸もたっぷり。また、赤い色素は抗酸化作用のあるアントシアニンによるもので、生活習慣病の予防にも。

【ピーマン】

[旬]夏

[選び方]ヘタから傷むので、まずチェック。皮に艶と張りがあるものを。

[保存方法]水気に弱いので、表面の水分を十分に拭き取り、保存袋に入れて密閉してから冷蔵庫の野菜室へ入れる。

[解説]ビタミンのなかでも抗酸化力の高いβカロテンや抗酸化ビタミン(C・E)が多く、夏場の体力回復によい。ビタミンCはコラーゲンの合成を促すが、Eとの組み合わせで毛細血管を健康に。肌のトラブル改善にも役立つ。脂溶性のビタミンを多く含むので、油を使う料理との相性抜群。

【ぶどう】

[旬]秋

[選び方]軸がしっかりと張り、実の表面に白い粉がふいている。

[保存方法]保存袋に入れ、冷蔵庫で2~3日が目安。

[解説]ジューシーな甘みの主成分は、脳のエネルギーとなるブドウ糖や果糖。疲労回復にもよい。また、ぶどうの種や皮には、抗酸化作用の高いポリフェノールがふんだんに含まれる。干すと成分が凝縮され、カリウム・カルシウム・鉄などのミネラルが増加。貧血や骨粗しょう症予防にも。

【ブルーベリー】

[旬]夏

[選び方]表面に白い粉があるものが新鮮。

[保存方法]密閉容器や保存袋に入れ、冷蔵庫の野菜室で2~3日以内に食べる。

[解説]紫色の色素成分、アントシアニンは抗酸化作用があり、眼精疲労や視力低下によいといわれる。ビタミンEも多くアンチエイジングに。ビタミンA・Cを含む果物と組み合わせると、その抗酸化性がさらにアップ。肉のソースにするなど脂質と一緒に摂ると、ビタミンEの吸収がよくなる。

【ブロッコリー】

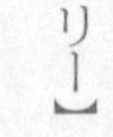

[旬]冬

[選び方]つぼみの粒が細かい。つぼみや葉の緑色が濃く、芯に空洞がない。

[保存方法]つぼみが開くと栄養価が目減りするので、買ったらすぐに食べきる。冷蔵庫で保存する場合は、茎を下にする。

[解説]アブラナ科の緑黄色野菜で、βカロテン・ビタミンB群・C・Eなど、ビタミンが豊富。妊娠前や初期の女性にも必要とされる葉酸、むくみに効果的なカリウム、骨の形成に欠かせないカルシウム、貧血予防によい鉄なども含む。とくにビタミンCの含有量は多く、風邪予防や肌荒れ解消などに。

ま行

【まいたけ】

[旬]秋

[選び方]軸はピンと張りがあり、しまっているもの。かさは肉厚。

[保存方法]新聞紙で包み保存袋に入れ、冷蔵庫の野菜室へ。

[解説]たんぱく質・脂質・炭水化物の代謝に不可欠なビタミンB1・B2の含有量が、きのこの中でトップクラス。食物繊維に含まれる有効成分のグルカンは、免疫機能を正常に保ち、腸内をきれいに掃除する。緑黄色野菜やビタミンE豊富なごま、植物油との組み合わせで抗酸化力が高まる。

【みかん】

[旬]冬

[選び方]皮が薄く、実にしっかり張り付き、ふかふかしていない。

[保存方法]段ボールや紙袋へ入れて冷暗所に置くか、保存袋に入れて冷蔵庫へ。

[解説]中サイズを3~4個食べれば1日の摂取目安をクリアできてしまうほど、ビタミンCが豊富。水にも熱にも弱い栄養素なので、生食がおすすめ。白い筋の部分には、毛細血管を強くし、動脈硬化予防が期待できるビタミンPを含む。酸味の元であるクエン酸には、疲労回復効果も。

【水菜】

[旬]冬

[選び方]茎がみずみずしく、葉は濃い緑色で柔らかく、先までピンとしたもの。

[保存方法]冷蔵庫で保存する場合は、全体を新聞紙などで包み、

保存袋に入れて冷蔵庫へ。
[解説] 京都が原産で、「京菜」とも呼ぶ。ビタミンが豊富でポリフェノール類も含み、肌のシミやくすみの改善、生活習慣病の予防などが期待できる。ミネラルの含有量も高く、骨を丈夫にしたり貧血予防にも。加熱するなら、鉄の豊富なあさりや牡蠣など貝類と組み合わせるとよい。

【紫キャベツ】
[旬] 春
[選び方] 紫色が濃く、表面に艶と張りのあるもの。
[保存方法] 芯をくり抜いて濡らしたキッチンペーパーなどを詰め、保存袋に入れ冷蔵庫へ。
[解説] 別名「赤キャベツ」。その色は、抗酸化作用をもつポリフェノールの一種であるアントシアニンによるもの。老化防止や生活習慣病の予防に役立つ。また、通常のキャベツを上回るビタミンCが含まれ、免疫力アップ・疲労回復・肌荒れ改善・ストレス軽減などにも活躍する。

【モロヘイヤ】
[旬] 夏
[選び方] 葉と茎がみずみずしく、鮮やかなもの。
[保存方法] 鮮度が落ちるにつれ葉が固くなる。
[解説] 抗酸化ビタミン・カリウム・鉄・食物繊維など、多くの栄養成分を含み、含有量が桁違い。とくに細胞の老化を抑えるβカロテンと、ストレス軽減などに役立つカルシウムの量は、緑黄色野菜の中でトップ。加熱すると出るネバネバは、血糖値やコレステロールの上昇を抑えるはたらきが。

や行

【ゆず】
[旬] 秋
[選び方] 張りのある実を。
[保存方法] 未熟果の青みが残っている七分着色の頃が、もっとも果汁が多く、香味も高い。丸ごと保存袋に入れて冷凍しても、1～2ヶ月は風味を保てる。
[解説] ビタミンCが多く、コラーゲンの合成、美白、活性酸素の抑制、抗ストレスなどに。さらに果汁には疲労回復にもよいクエン酸もたっぷり含まれるので、スポーツ後のリカバリーにも。魚や肉を焼いた仕上げに絞り汁をかければ、鉄を効率的に吸収でき、貧血予防にも役立つ。

ら行

【りんご】
[旬] 秋

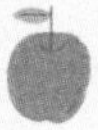

[選び方] 皮に張りと艶があり、実がよくしまっていること。
[保存方法] 温度差に弱いので、保存袋などに入れて冷蔵庫へ。
[解説] すばやくエネルギーに代謝される糖分を含み、酸味はクエン酸などの有機酸。活性酸素の除去や疲労物質が溜まるのを防ぐので、スポーツ前後に食べるとよい。カリウムも豊富で、むくみや高血圧などの予防にも。皮にも抗酸化作用のあるポリフェノールなどが含まれる。

【レタス】
[旬] 春
[選び方] 外側の葉がふんわりやわらかく、重みのあるもの。
[保存方法] 乾燥に弱いので、芯の部分に水で湿らせたキッチンペーパーなどをあててから保存袋に入れ、冷蔵庫へ。
[解説] 淡白な印象だが、さまざまな栄養素を適度に含む。比較的多いのがビタミンEで、細胞や血管のアンチエイジングに役立つ。βカロテンやビタミンCも同時に含み、相乗効果で美肌づくりやストレス抑制にも。ビタミンB1が豊富な豚肉などと食べ合わせると、栄養価値が高まる。

【レモン】
[旬] 秋
[選び方] 皮に張りがあり、重みのあるもの。
[保存方法] 輸入物はさけ、国産の無農薬のものを。
[解説] 抗酸化ビタミンと有機酸を含む、美容効果の高い果物代表。なかでもビタミンCが多く、血管を丈夫にし、美肌づくりにもよい。また、果汁には殺菌作用や抗酸化作用にすぐれるクエン酸が。皮にはポリフェノールが含まれる。あさりや牡蠣のように鉄の多い貝類とも相性抜群。

【れんこん】
[旬] 冬

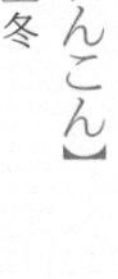

[選び方] 穴の内側が黒くないもの。節(ふし)付きが望ましい。
[保存方法] 切り口がさらされた状態のものは、ラップできっちり包み冷蔵庫へ。
[解説] ビタミンCが多く、またでんぷんに守られているため、加熱しても栄養素を損ないにくい。コラーゲンを生成して皮膚や血管を強くし、メラニン色素の沈着を防ぐので、美肌も期待できる。ムチンという粘性物質を含み、胃の粘膜強化、風邪予防、スタミナ強化につながる。

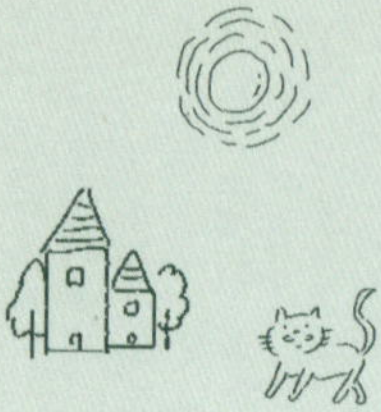

SHOP GUIDE

ふだんから私が活用する“食”にまつわるお店を、
「買う(BUY)」と「食べる(EAT)」にわけて紹介します。
土地のものや無(減)農薬の野菜、素材から丁寧に調理した料理など。
ぜひ足を運び、あなたの目と舌で味わってください。

いなげや bloomingbloomy ららぽーと立川立飛店

都内を中心に展開するスーパーマーケット。スーパーフードやマクロビオティック食材、無農薬・有機野菜などが豊富です。オメガ3系オイルや生芋から作られたこんにゃくなど、手に入りにくい食材も多くて、行くたびに買い込んでしまいます。

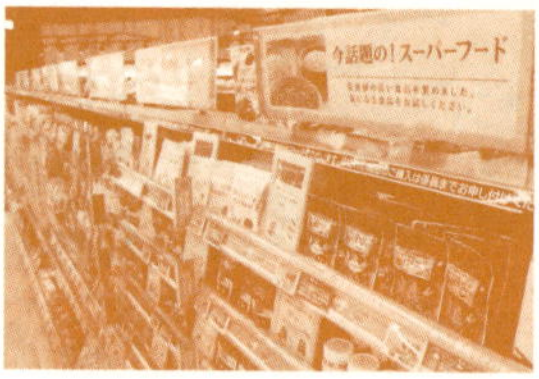

㊟ 東京都立川市泉町 935-1
㊞ 042-548-1215
㊖ 9:00-22:00 無休
HP http://stores.inageya.co.jp/

Natural House

コスメや書籍なども並ぶオーガニックショップ。自分で惣菜を詰められるデリコーナーはランチに活用し、調理の参考にも。青果コーナーでは、根菜類を葉や泥つきで売っています。都心にありながら、生産者との距離が近い場所です。

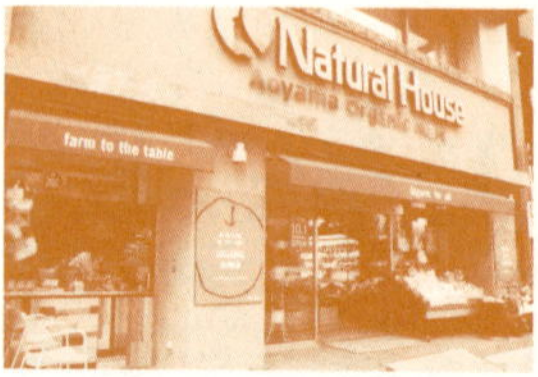

㊟ 東京都港区北青山 3-6-18
㊞ 03-3498-2277
㊖ 10:00-22:00 無休(年末年始のぞく)
HP http://www.naturalhouse.co.jp/

POD-KIVA青梅店

産地直送の認証有機野菜や果物、米が充実し、肉はホルモン剤不使用のものをラインナップ。質が高く、比較的リーズナブルな印象です。わが家では、パイナップルとバナナをリピート。コスメ・洗剤・布ナプキンなど生活用品も。

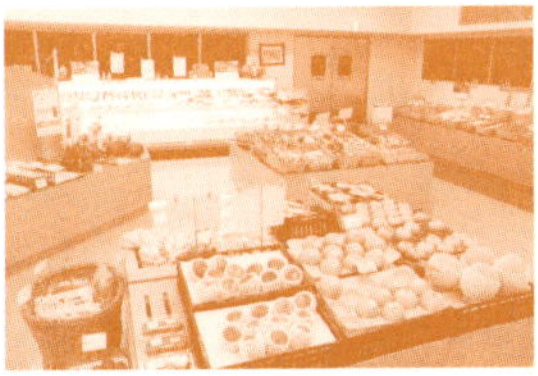

㊟ 東京都青梅市河辺町 10-3-11
㊎ 0428-24-6089
㊢ 10:00-19:30　無休
HP https://www.e-pod.jp/

結わえる本店

もっちりとした"寝かせ玄米"が人気のレストランは、物販もおすすめ。寝かせ玄米のレトルトパウチや玄米甘酒はもちろん、感動したのは玄米麹チョコ。フルマラソンの補給食にしました。渋谷と池袋に系列店「いろは」があります。

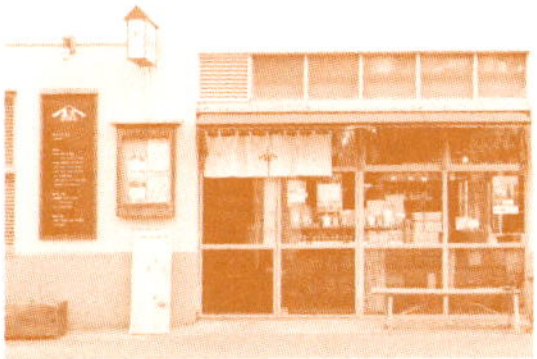

㊟ 東京都台東区蔵前 2-14-14
㊎ 03-3863-1030
㊢ 11:30-20:00(物販)・22:30(飲食)
日曜・お盆・年末年始休み

COCOLO KYOTO

国内外から有機や減農薬などこだわりの食材を仕入れ、手づくりで丁寧に製造されているグラノーラ専門店。食感もよく、トマト味など甘くない味もあるのがうれしい。パッケージも魅力的で、お土産にも重宝しています。

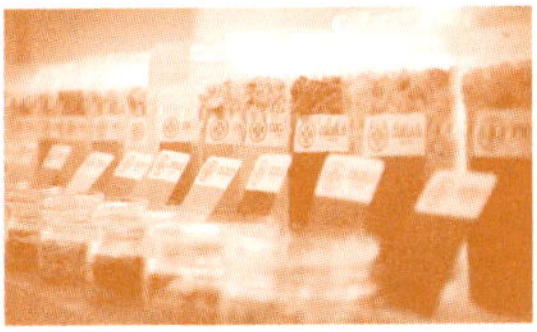

㊟ 京都府京都市中京区東洞院通三条下ル三文字町 201-2F
㊎ 075-229-6619
㊢ 11:00-19:00　火曜休み
HP http://www.cocolo-kyoto.jp/

自然派インド料理
ミラン・ナタラジ渋谷店

無農薬や有機肥料で栽培された野菜を使用したインド料理レストラン。スパイスで体を温めたい日に利用します。平日のランチビュッフェが1000円（税抜）と、リーズナブル。小松菜のナンなど、ヴィーガン向けメニューもあります。

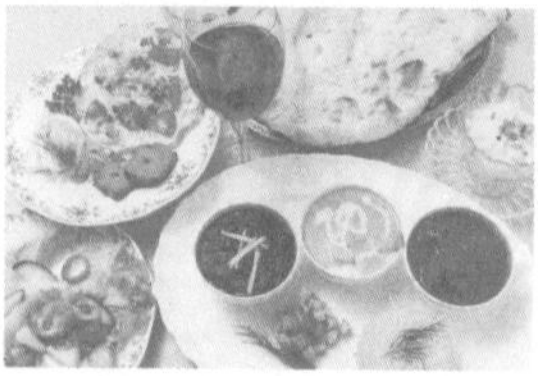

㊟ 東京都渋谷区神南1-22-7岩本ビル3F
㊔ 03-6416-9022
㊖ 11:30－23:00（L.O.22:30） 年末年始休み
ⒽⓅ http://www.nataraj.co.jp

BiOcafe

渋谷でヴィーガンメニューが食べられる貴重なお店です。なかでも感激したのは、フリーズドライえのきを使った料理と里芋のケーキ。とくにヴィーガンスイーツは、友人とシェアして複数種類楽しみます。ベジバーガーも絶品とのこと。

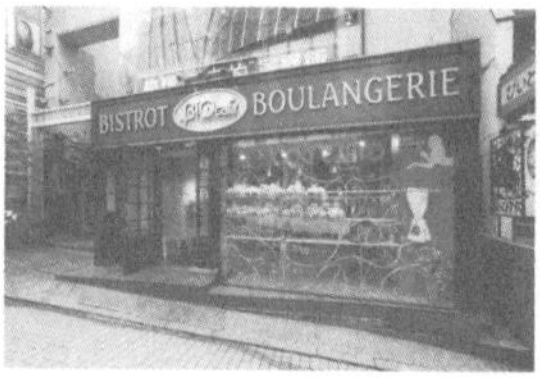

㊟ 東京都渋谷区宇田川町16-14 パティオ1F
㊔ 03-5428-3322
㊖ 11:00－23:00 無休
ⒽⓅ https://www.biocafe.jp/

阿里山カフェ

オーガニック食品を扱うアリサンの営むカフェ。物販も併設しています。グルテンフリーのパテを使ったヴィーガンバーガーは、ボリュームがあり、味も抜群。川を見下ろせる眺めのよいテラス席は、犬連れOKです。

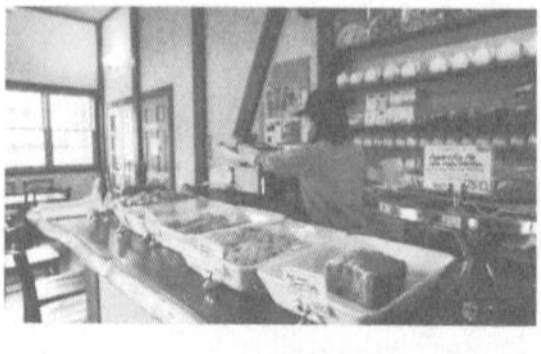

㊟ 埼玉県日高市高麗本郷185-2
㊔ 0429-82-4823
㊖ 11:30－18:00　火水曜休み
（土曜のみ21:00まで。L.O.月曜15:30、それ以外は閉店30分前）

繭蔵

地元の野菜を中心に、つくり手の見える素材を丁寧に調理しています。月替わりの菜食プレートをはじめ、チキンカレーや自家製パンもおいしい。レジ横にあるコーン茶や黒豆茶は、わが家の常備茶です。

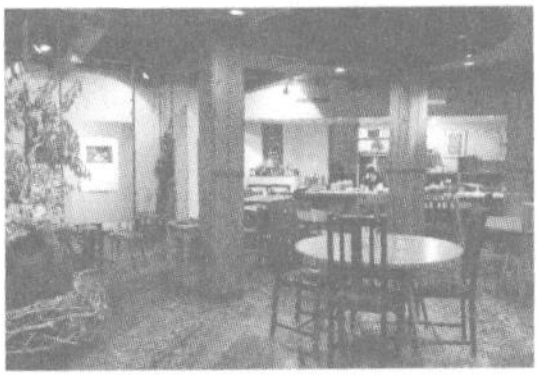

㊟ 東京都青梅市3-127
㊝ 0428-21-7291
㊢ 11:00－16:30（夜は予約のみ営業） 無休
HP http://mayugura.com/

Mr.FARMER六本木ヒルズ店

ヴィーガン対応のレストランで、表参道にもお店があります。六本木は店内が森のようで、地下にありながら心地いい空間。常時3～4種類のデトックスウォーターが飲めるのもありがたい。ディナーにはアスリート向けメニューも。

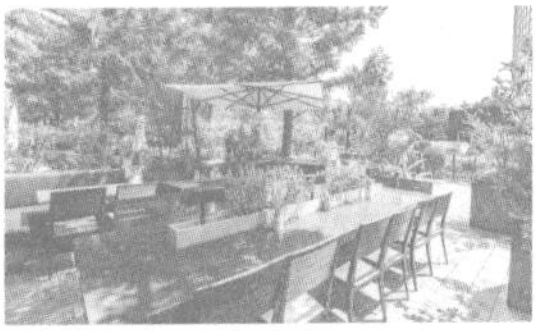

㊟ 東京都港区六本木6-10-1
六本木ヒルズ ヒルサイドB2
㊝ 03-5786-6355
㊢ 11:00－23:00 休みは六本木ヒルズに準ずる
HP http://www.eat-walk.com/mf/

KIPPY'S COCO-CREAM 千駄ヶ谷店

乳製品・大豆・グルテン・砂糖不使用のアイスクリームショップ。オールドココナッツと生はちみつの、やさしい味わいです。ゴールデンベリー・カカオニブ・エアルームバナナなどの珍しいトッピングにも胸が高まります。

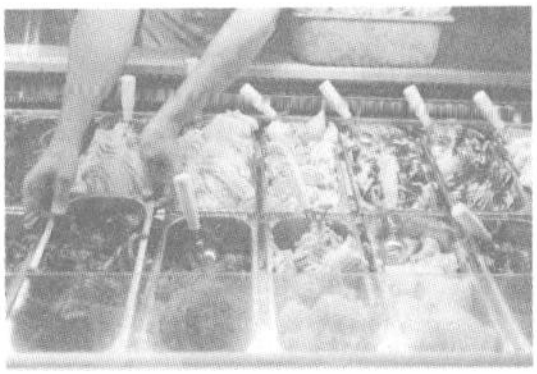

㊟ 東京都渋谷区千駄ヶ谷2-6-3 1F
㊝ 03-6758-0620
㊢ 11:00－19:30 不定休
HP http://www.instagram.com/kippyscococream

おわりに

たとえ小さな一歩でも、はじめたことが習慣になれば人生が変わる。大げさなようですが、〝食〟にはそれほどのパワーがあると信じています。

だから、すぐに体の変化が現れなくとも、「どんな未来が待っているのだろう」とわくわくすることが大切。私は新鮮な野菜に出会ったとき、「体がみずみずしく元気になる！」とわくわくしながら調理するのですが、その瞬間から体も前向きになっているように感じます。

いつも笑顔でポジティブに過ごしたいけれど、落ち込むこともありますよね。そんなとき、私は大好きな人とおいしいものを食べます。自分で料理してもいいし、どこかへ出かけてもいい。目の前の食事と会話をとことん楽しむ。おいしいね、と落ちてしまいそうな頬をおさえながら、全身の細胞が喜ぶのを感じるとき、これからの先、よいことしか起きないように思えてくるから不思議です。

食が人生にもたらしてくれるしあわせは数知れません。命をつなぐもの、体をつくるもの、気持ちを変えてくれるものであって、健康を害するもの、太るもの……つまり敵であって欲しくはないのです。それには、完璧を求める必要はありません。ベストではないけれど、ベターな選択をすればいい。週末だけオーガニックだったり、砂糖から変えてみたりするのもよいでしょう。ときどきジャンクなものを食べたからといって、すべてが無駄になるわけではありません。無理なく、続けることが大切です。

最後に、この本をつくるにあたり関わってくださったすべての方、そして手にとってくださった読者の方々へ、心から感謝いたします。今日もみなさんにとって、史上最高に健康的で強く美しい自分へとアップデートした、すばらしい一日でありますように！

２０１７年3月吉日

池田清子

参考文献　株式会社タニタ　http://www.tanita.co.jp/
『春夏秋冬おいしいクスリ　旬の野菜の栄養辞典　最新版』監修・吉田企世子（女子栄養大学名誉教授）／エクスナレッジ
『老けない体をつくる食べ方』監修・山田豊文（杏林予防医学研究所所長）／宝島社
『日本食品標準成分表2015』　文部科学省

EAT GOOD for LIFE

史上最高の私をつくる
「食」×「ながらトレーニング」

2017年3月13日　初版第1刷発行

協力　株式会社ニューバランス ジャパン

デザイン　三宅理子
撮影　西 希
イラスト　ナカオ☆テッペイ
フードスタイリング　田口竜基、ORTO ICHIHARA
トレーニング指導・監修　池川亜矢子
企画編集　ニイミユカ
編集協力　土谷紀子
担当編集　喜多布由子

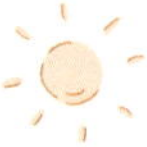

著者　池田清子
発行人　佐野 裕

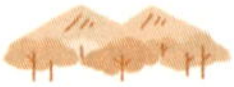

発行　トランスワールドジャパン株式会社
〒150-0001 東京都渋谷区神宮前 6-34-15
モンターナビル
Tel：03-5778-8599
Fax：03-5778-8743

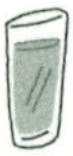

印刷・製本　三松堂株式会社

Printed in Japan

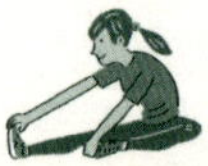

ISBN 978-4-86256-197-8

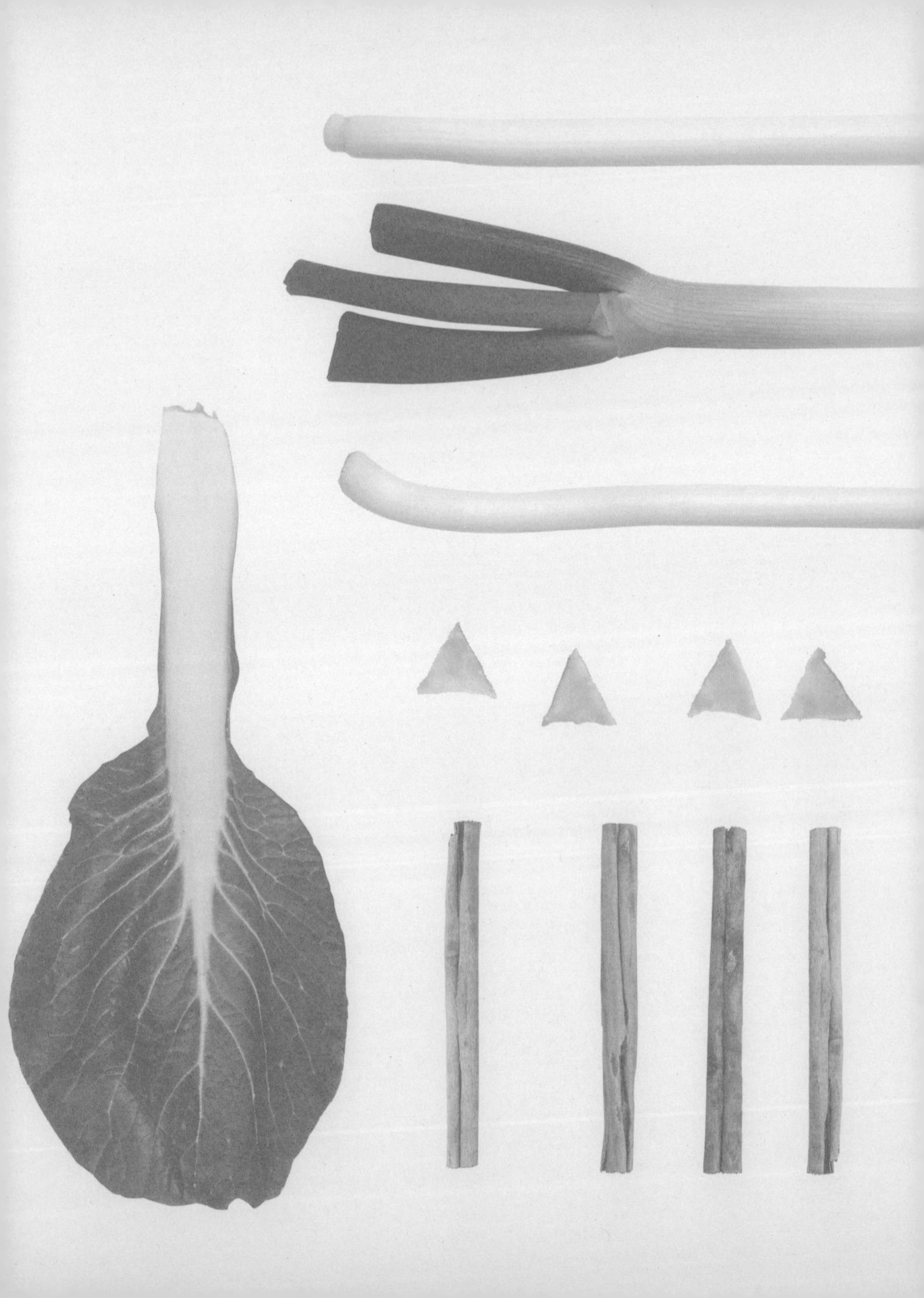

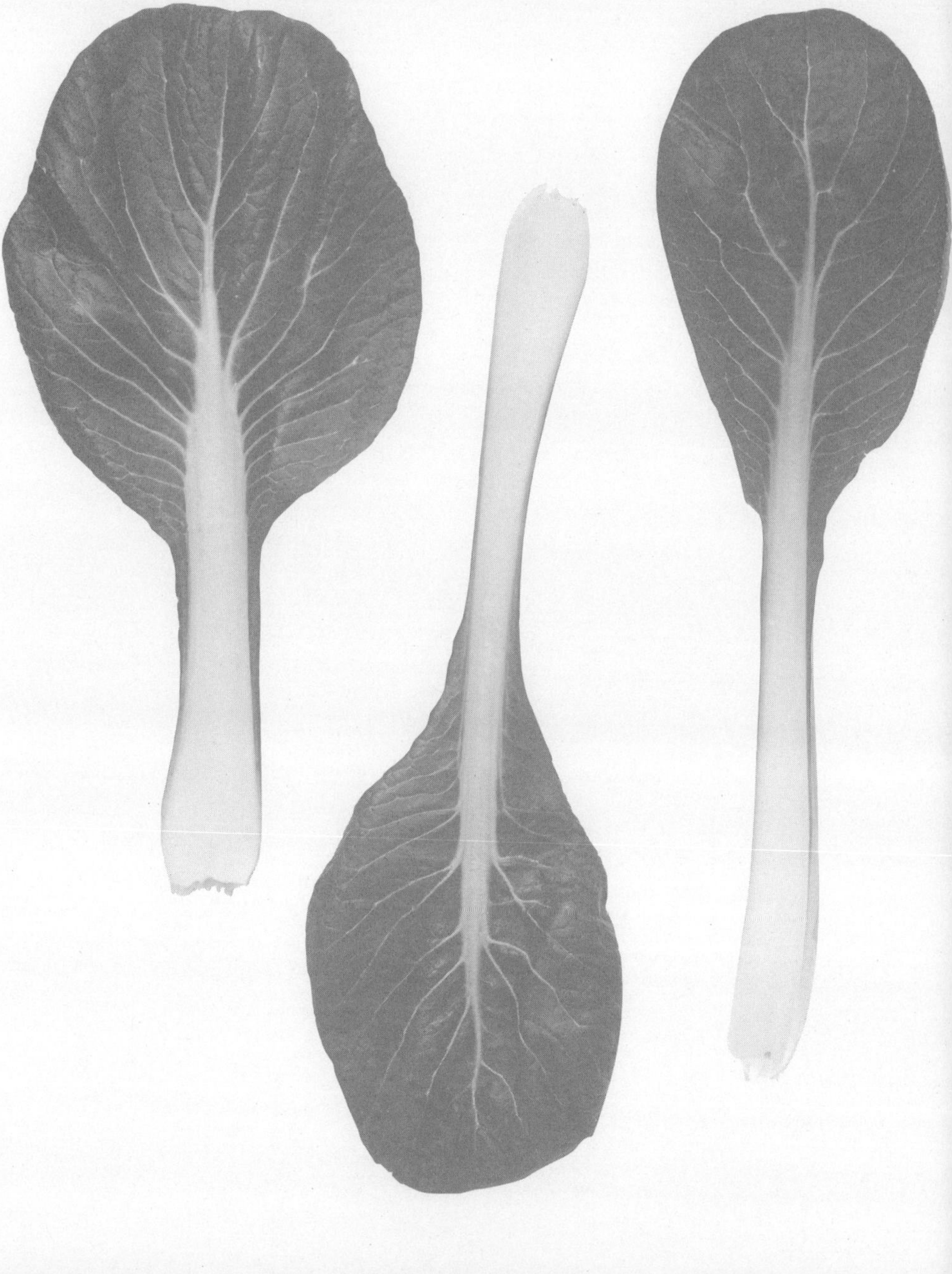